U0346443

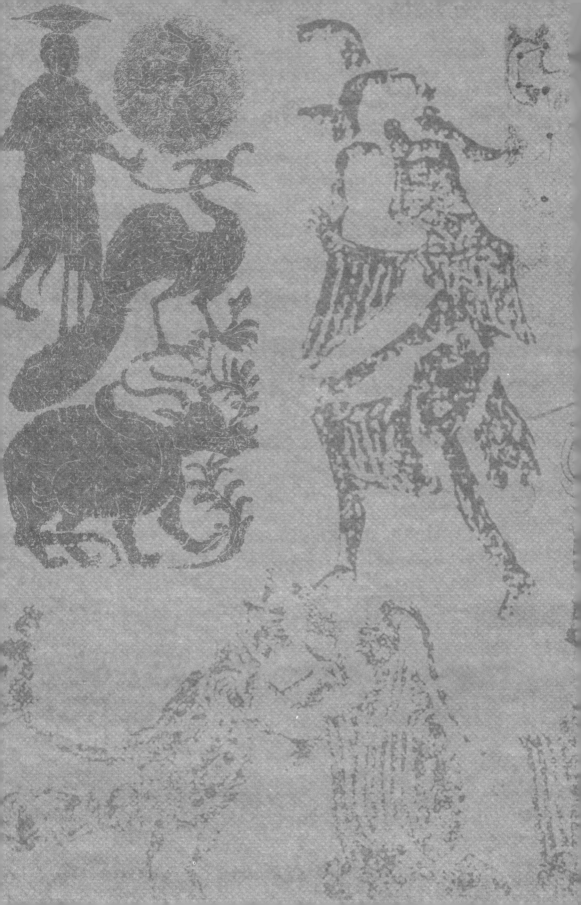

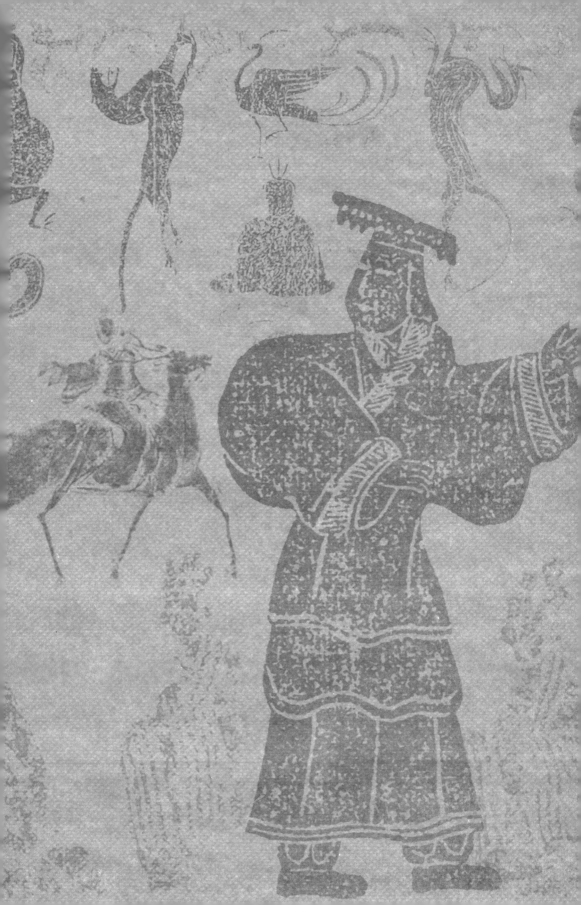

中国古医籍整理丛书

内经提要

清·王鸿骥　编著

梁慧凤　校注

中国中医药出版社

·北　京·

图书在版编目（CIP）数据

内经提要／（清）王鸿骥编著；梁慧凤校注 . —北京：中国中医药出版社，2016.11

（中国古医籍整理丛书）

ISBN 978 - 7 - 5132 - 3250 - 0

Ⅰ.①内…　Ⅱ.①王…　②梁…　Ⅲ.①《内经》—研究　Ⅳ.①R221

中国版本图书馆 CIP 数据核字（2016）第 066254 号

中 国 中 医 药 出 版 社 出 版

北京市朝阳区北三环东路 28 号易亨大厦 16 层

邮政编码　100013

传真　010 64405750

保定市中画美凯印刷有限公司印刷

各地新华书店经销

*

开本 710 × 1000　1/16　印张 11.5　字数 107 千字

2016 年 11 月第 1 版　2016 年 11 月第 1 次印刷

书　号　ISBN 978 - 7 - 5132 - 3250 - 0

*

定价　35.00 元

网址　www.cptcm.com

国家中医药管理局
中医药古籍保护与利用能力建设项目
组织工作委员会

主　任　委　员　王国强

副　主　任　委　员　王志勇　李大宁

执行主任委员　曹洪欣　苏钢强　王国辰　欧阳兵

执行副主任委员　李　昱　武　东　李秀明　张成博

委　　　　员

各省市项目组分管领导和主要专家

　　（山东省）武继彪　欧阳兵　张成博　贾青顺

　　（江苏省）吴勉华　周仲瑛　段金廒　胡　烈

　　（上海市）张怀琼　季　光　严世芸　段逸山

　　（福建省）阮诗玮　陈立典　李灿东　纪立金

　　（浙江省）徐伟伟　范永升　柴可群　盛增秀

　　（陕西省）黄立勋　呼　燕　魏少阳　苏荣彪

　　（河南省）夏祖昌　刘文第　韩新峰　许敬生

　　（辽宁省）杨关林　康廷国　石　岩　李德新

　　（四川省）杨殿兴　梁繁荣　余曙光　张　毅

各项目组负责人

　　王振国（山东省）　　王旭东（江苏省）　　张如青（上海市）

　　李灿东（福建省）　　陈勇毅（浙江省）　　焦振廉（陕西省）

　　蔡永敏（河南省）　　鞠宝兆（辽宁省）　　和中浚（四川省）

前 言

　　中医药古籍是传承中华优秀文化的重要载体，也是中医学传承数千年的知识宝库，凝聚着中华民族特有的精神价值、思维方法、生命理论和医疗经验，不仅对于传承中医学术具有重要的历史价值，更是现代中医药科技创新和学术进步的源头和根基。保护和利用好中医药古籍，是弘扬中国优秀传统文化、传承中医学术的必由之路，事关中医药事业发展全局。

　　1949 年以来，在政府的大力支持和推动下，开展了系统的中医药古籍整理研究。1958 年，国务院科学规划委员会古籍整理出版规划小组在北京成立，负责指导全国的古籍整理出版工作。1982 年，国务院古籍整理出版规划小组召开全国古籍整理出版规划会议，制定了《古籍整理出版规划（1982—1990）》，卫生部先后下达了两批 200 余种中医古籍整理任务，掀起了中医古籍整理研究的新高潮，对中医文化与学术的弘扬、传承和发展，发挥了极其重要的作用，产生了不可估量的深远影响。

　　2007 年《国务院办公厅关于进一步加强古籍保护工作的意见》明确提出进一步加强古籍整理、出版和研究利用，以及

"保护为主、抢救第一、合理利用、加强管理"的方针。2009年《国务院关于扶持和促进中医药事业发展的若干意见》指出，要"开展中医药古籍普查登记，建立综合信息数据库和珍贵古籍名录，加强整理、出版、研究和利用"。《中医药创新发展规划纲要（2006—2020）》强调继承与创新并重，推动中医药传承与创新发展。

2003~2010年，国家财政多次立项支持中国中医科学院开展针对性中医药古籍抢救保护工作，在中国中医科学院图书馆设立全国唯一的行业古籍保护中心，影印抢救濒危珍本、孤本中医古籍1640余种；整理发布《中国中医古籍总目》；遴选351种孤本收入《中医古籍孤本大全》影印出版；开展了海外中医古籍目录调研和孤本回归工作，收集了11个国家和2个地区137个图书馆的240余种书目，基本摸清流失海外的中医古籍现状，确定国内失传的中医药古籍共有220种，复制出版海外所藏中医药古籍133种。2010年，国家财政部、国家中医药管理局设立"中医药古籍保护与利用能力建设项目"，资助整理400余种中医药古籍，并着眼于加强中医药古籍保护和研究机构建设，培养中医古籍整理研究的后备人才，全面提高中医药古籍保护与利用能力。

在此，国家中医药管理局成立了中医药古籍保护和利用专家组和项目办公室，专家组负责项目指导、咨询、质量把关，项目办公室负责实施过程的统筹协调。专家组成员对古籍整理研究具有丰富的经验，有的专家从事古籍整理研究长达70余年，深知中医药古籍整理研究的重要性、艰巨性与复杂性，履行职责认真务实。专家组从书目确定、版本选择、点校、注释等各方面，为项目实施提供了强有力的专业指导。老一辈专家的学术水平和智慧，是项目成功的重要保证。项目承担单位山东中医药大学、南京中医药大学、上海中医药大学、福建中医药大学、浙江省中医药研究院、陕西省中医药研究院、河南省中医药研究院、辽宁中医药大学、成都中医药大学及所在省市中医药管理部门精心组织，充分发挥区域间互补协作的优势，并得到承担项目出版工作的中国中医药出版社大力配合，全面推进中医药古籍保护与利用网络体系的构建和人才队伍建设，使一批有志于中医学术传承与古籍整理工作的人才凝聚在一起，研究队伍日益壮大，研究水平不断提高。

本着"抢救、保护、发掘、利用"的理念，该项目重点选择近60年未曾出版的重要古医籍，综合考虑所选古籍的保护价值、学术价值和实用价值。400余种中医药古籍涵盖了医经、基础理论、诊法、伤寒金匮、温病、本草、方书、内科、外科、女科、儿科、伤科、眼科、咽喉口齿、针灸推拿、养生、医案医话医论、医史、临证综合等门类，跨越唐、宋、金元、明以迄清末。全部古籍均按照项目办公室组织完成的行业标准《中医古籍整理规范》及《中医药古籍整理细则》进行整理校注，绝大多数中医药古籍是第一次校注出版，一批孤本、稿本、抄本更是首次整理面世。对一些重要学术问题的研究成果，则集中收录于各书的"校注说明"或"校注后记"中。

"既出书又出人"是本项目追求的目标。近年来，中医药古籍整理工作形势严峻，老一辈逐渐退出，新一代普遍存在整理研究古籍的经验不足、专业思想不坚定等问题，使中医古籍整理面临人才流失严重、青黄不接的局面。通过本项目实施，搭建平台，完善机制，培养队伍，提升能力，经过近5年的建设，锻炼了一批优秀人才，老中青三代齐聚一堂，有效地稳定了研究队伍，为中医药古籍整理工作的开展和中医文化与学术的传承提供必备的知识和人才储备。

本项目的实施与《中国古医籍整理丛书》的出版，对于加强中医药古籍文献研究队伍建设、建立古籍研究平台，提高古籍整理水平均具有积极的推动作用，对弘扬我国优秀传统文化，推进中医药继承创新，进一步发挥中医药服务民众的养生保健与防病治病作用将产生深远影响。

第九届、第十届全国人大常委会副委员长许嘉璐先生，国家卫生计生委副主任、国家中医药管理局局长、中华中医药学会会长王国强先生，我国著名医史文献专家、中国中医科学院马继兴先生在百忙之中为丛书作序，我们深表敬意和感谢。

由于参与校注整理工作的人员较多，水平不一，诸多方面尚未臻完善，希望专家、读者不吝赐教。

国家中医药管理局中医药古籍保护与利用能力建设项目办公室

二〇一四年十二月

许 序

"中医"之名立,迄今不逾百年,所以冠以"中"字者,以别于"洋"与"西"也。慎思之,明辨之,斯名之出,无奈耳,或亦时人不甘泯没而特标其犹在之举也。

前此,祖传医术(今世方称为"学")绵延数千载,救民无数;华夏屡遭时疫,皆仰之以度困厄。中华民族之未如印第安遭染殖民者所携疾病而族灭者,中医之功也。

医兴则国兴,国强则医强。百年运衰,岂但国土肢解,五千年文明亦不得全,非遭泯灭,即蒙冤扭曲。西方医学以其捷便速效,始则为传教之利器,继则以"科学"之冕畅行于中华。中医虽为内外所夹击,斥之为蒙昧,为伪医,然四亿同胞衣食不保,得获西医之益者甚寡,中医犹为人民之所赖。虽然,中国医学日益陵替,乃不可免,势使之然也。呜呼!覆巢之下安有完卵?

嗣后,国家新生,中医旋即得以重振,与西医并举,探寻结合之路。今也,中华诸多文化,自民俗、礼仪、工艺、戏曲、历史、文学,以至伦理、信仰,皆渐复起,中国医学之兴乃属必然。

迄今中医犹为国家医疗系统之辅，城市尤甚。何哉？盖一则西医赖声、光、电技术而于20世纪发展极速，中医则难见其进。二则国人惊羡西医之"立竿见影"，遂以为其事事胜于中医。然西医已自觉将入绝境：其若干医法正负效应相若，甚或负远逾于正；研究医理者，渐知人乃一整体，心、身非如中世纪所认定为二对立物，且人体亦非宇宙之中心，仅为其一小单位，与宇宙万象万物息息相关。认识至此，其已向中国医学之理念"靠拢"矣，虽彼未必知中国医学何如也。唯其不知中国医理何如，纯由其实践而有所悟，益以证中国之认识人体不为伪，亦不为玄虚。然国人知此趋向者，几人？

国医欲再现宋明清高峰，成国中主流医学，则一须继承，一须创新。继承则必深研原典，激清汰浊，复吸纳西医及我藏、蒙、维、回、苗、彝诸民族医术之精华；创新之道，在于今之科技，既用其器，亦参照其道，反思已之医理，审问之，笃行之，深化之，普及之，于普及中认知人体及环境古今之异，以建成当代国医理论。欲达于斯境，或需百年欤？予恐西医既已醒悟，若加力吸收中医精粹，促中医西医深度结合，形成21世纪之新医学，届时"制高点"将在何方？国人于此转折之机，能不忧虑而奋力乎？

予所谓深研之原典，非指一二习见之书、千古权威之作；就医界整体言之，所传所承自应为医籍之全部。盖后世名医所著，乃其秉诸前人所述，总结终生行医用药经验所得，自当已成今世、后世之要籍。

盛世修典，信然。盖典籍得修，方可言传言承。虽前此50余载已启医籍整理、出版之役，惜旋即中辍。阅20载再兴整理、出版之潮，世所罕见之要籍千余部陆续问世，洋洋大观。

今复有"中医药古籍保护与利用能力建设"之工程，集九省市专家，历经五载，董理出版自唐迄清医籍，都 400 余种，凡中医之基础医理、伤寒、温病及各科诊治、医案医话、推拿本草，俱涵盖之。

噫！璐既知此，能不胜其悦乎？汇集刻印医籍，自古有之，然孰与今世之盛且精也！自今而后，中国医家及患者，得览斯典，当于前人益敬而畏之矣。中华民族之屡经灾难而益蕃，乃至未来之永续，端赖之也，自今以往岂可不后出转精乎？典籍既蜂出矣，余则有望于来者。

谨序。

第九届、十届全国人大常委会副委员长

许嘉璐

二○一四年冬

王 序

中医学是中华民族在长期生产生活实践中，在与疾病作斗争中逐步形成并不断丰富发展的医学科学，是中国古代科学的瑰宝，为中华民族的繁衍昌盛作出了巨大贡献，对世界文明进步产生了积极影响。时至今日，中医学作为我国医学的特色和重要医药卫生资源，与西医学相互补充、相互促进、协调发展，共同担负着维护和促进人民健康的任务，已成为我国医药卫生事业的重要特征和显著优势。

中医药古籍在存世的中华古籍中占有相当重要的比重，不仅是中医学术传承数千年最为重要的知识载体，也是中医为中华民族繁衍昌盛发挥重要作用的历史见证。中医药典籍不仅承载着中医的学术经验，而且蕴含着中华民族优秀的思想文化，凝聚着中华民族的聪明智慧，是祖先留给我们的宝贵物质财富和精神财富。加强对中医药古籍的保护与利用，既是中医学发展的需要，也是传承中华文化的迫切要求，更是历史赋予我们的责任。

2010 年，国家中医药管理局启动了中医药古籍保护与利用能力建设项目。这既是传承中医药的重要工程，也是弘扬优秀民族文化的重要举措，不仅能够全面推进中医药的有效继承和创新发展，为维护人民健康做出贡献，也能够彰显中华民族的璀璨文化，为实现中华民族伟大复兴的中国梦作出贡献。

相信这项工作一定能造福当今，嘉惠后世，福泽绵长。

国家卫生和计划生育委员会副主任

国家中医药管理局局长

中华中医药学会会长

王国强

二〇一四年十二月

马 序

新中国成立以来，党和国家高度重视中医药事业发展，重视古籍的保护、整理和研究工作。自1958年始，国务院先后成立了三届古籍整理出版规划小组，分别由齐燕铭、李一氓、匡亚明担任组长，主持制订了《整理和出版古籍十年规划（1962—1972）》《古籍整理出版规划（1982—1990）》《中国古籍整理出版十年规划和"八五"计划（1991—2000）》等，而第三次规划中医药古籍整理即纳入其中。1982年9月，卫生部下发《1982—1990年中医古籍整理出版规划》，1983年1月，中医古籍整理出版办公室正式成立，保证了中医古籍整理出版规划的实施。2002年2月，《国家古籍整理出版"十五"（2001—2005）重点规划》经新闻出版署和全国古籍整理出版规划领导小组批准，颁布实施。其后，又陆续制定了国家古籍整理出版"十一五"和"十二五"重点规划。国家财政多次立项支持中国中医科学院开展针对性中医药古籍抢救保护工作，文化部在中国中医科学院图书馆专门设立全国唯一的行业古籍保护中心，国家先后投入中医药古籍保护专项经费超过3000万元，影印抢救濒危珍、善、孤本中医古籍1640余种，开展了海外中医古籍目录调研和孤本回归工作。2010年，国家财政部、国家中医药管理局安排国家公共卫生专项资金，设立了"中医药古籍保护与利用能力建设项目"，这是继1982～1986年第一批、第二批重要中医药古籍整理之后的又一次大规模古籍整理工程，重点整理新中国成立后未曾出版的重要古籍，目标是形成并普及规范的通行本、传世本。

为保证项目的顺利实施，项目组特别成立了专家组，承担咨询和技术指导，以及古籍出版之前的审定工作。专家组中的许多成员虽逾古稀之年，但老骥伏枥，孜孜不倦，不仅对项目进行宏观指导和质量把关，更重要的是通过古籍整理，以老带新，言传身教，培养一批中医药古籍整理研究的后备人才，促进了中医药古籍保护和研究机构建设，全面提升了我国中医药古籍保护与利用能力。

作为项目组顾问之一，我深感中医药古籍保护、抢救与整理工作的重要性和紧迫性，也深知传承中医药古籍整理经验任重而道远。令人欣慰的是，在项目实施过程中，我看到了老中青三代的紧密衔接，看到了大家的坚持和努力，看到了年轻一代的成长。相信中医药古籍整理工作的将来会越来越好，中医药学的发展会越来越好。

欣喜之余，以是为序。

中国中医科学院研究员

马继兴

二〇一四年十二月

校注说明

　　《内经提要》系清末医家王鸿骥所编丛书《利溥集》之一，成书于清宣统元年（1909）。王鸿骥，字翔鹤，四川遂宁人。生平不详。因幼年多病而究心医学，通读古代医经，于脉法尤多研究。所著医著有《脉诀采真》，精采古代脉学著作精华，并有所发挥。又有《药性选要》四卷，系韵体文写成，对药物归经之说持有异议。另撰《医书捷钞》，系经与名医研讨后予以修订，加入《伤寒》《金匮》有关方论，分病辑成。诸书合成《利溥集》行世。

　　王氏根据自身学医的体会，认为《内经》乃医学之渊薮，理奥趣深，非一般医家所能解，且卷帙浩繁不易卒读。于是精选《内经》重要篇章条文，逐条详释《内经》原文，编成《内经提要》。全书共四卷，其中《素问提要》三卷，《灵枢提要》一卷。王氏将注释内容以眉批的形式置于《内经》经文恰当处，其中训释文字音义的部分大多为作者之注，"此言……也""此……也""此……之证也"的文字大都为作者归纳段落大意、提纲挈领之语。此外，王氏还大量引用唐·王冰《素问》注、宋·林亿《新校正》语来阐释经文疑难之处。注释文字，立论审慎而平正，说理透彻，常能由博反约，言简意赅。于玄秘疑难之处，则能层层剖析，发其奥蕴。全书具有选文精、分类简、阐理明的特点，可作为初学医者入门的启蒙性读物。

　　《内经提要》无单行刻本，仅见于《利溥集》（4种）中，《利溥集》的了目为：①《脉诀采真》三卷；②《药性选要》四卷；③《医书捷抄》三卷；④《内经提要》四卷。《利溥集》

存世有三种、四种之分，《内经提要》收录于《利溥集》四种中。正如徐冕在后序中云："……曾出其《利溥集》三种镌印问世……又以所辑《内经提要》示余"。目前，《利溥集》仅存清宣统二年庚戌（1910）刊本（成都闲存斋藏板），但据《内经提要》原叙、后序的内容推测本书约成书于1917年，成书之后与王氏之前的《利溥集》三种合成四种再次刊行。本次整理以四川省图书馆藏清宣统二年庚戌（1910）板刊本为底本。对于书中所引《素问》《灵枢》等原文，则以明顾从德《黄帝内经素问》本及明赵府居敬堂《灵枢经》为他校本。

校注方法：

1. 原书为竖排繁体字，改为横排规范简化字，并进行标点。

2. 底本正文中著者批注内容用仿体，前加"〔批〕"，置于正文相应处。其中或全引或节引或化裁唐·王冰注、宋·林亿《新校正》语的内容，除原著者明言外，均出注说明。

3. 凡改动底本文字，均出校记说明。对于底本中字形属一般笔画之误，以及明显的错别字径改，不出校记。

4. 对于底本中的异体字、古字等，径改，不出校。凡底本中的通假字，一律保留，并出校记说明。

5. 对书中少数冷僻字词加以注音和解释。《内经》原文原则上不出校注，请读者自选合适注本参阅。

6. 原书每卷卷首有"成都闲存斋藏板""遂州王鸿骥翔鹤编辑""简州马世儒伯崇　受业马心融君长参校"卷后有"×卷终"等字样，本次整理一并删去，不出校记。

原 叙

群言尨①杂衷诸圣，以圣人吐词为经，固可法可传而不可易者也。粤自六经②麟麟炳炳③，一如日月经天，尚④已。以外，如黄帝、岐伯所著《内经》，虽未与六经并行，为儒生所专究，然抉阴阳造化之秘，握生人性命之枢，后世医家治病，断不能外此而别有所宗。则是经尤为养生家所必读，舍是则人不病病只病医，人既病医益病病，而天地之生机从此竭矣。汉·张仲景，医中之杰，所著《伤寒》《金匮》，大都探源于此。嗣此名医辈出，其盛称一时者，必不能出其范围而别标新异。然则是经之纯全，不可意为增减也明甚。特其广大精微，浅识者每苦于穷年累月莫窥全豹，以其繁难而未遽⑤贯彻也。甚至披读未终，视为畏途，而姑置勿阅，识者病之。岁甲寅归自宦幕，世事一空，幽斋枯坐，藉书自娱。时出其医书素业⑥，督课⑦二子，期以济人，勉其继志也。授以《内经》，诱以探源也。殊儿辈惮其曼衍⑧，强半遗忘，思欲有以易之，而法未得也。遍搜

---

① 尨（méng 蒙）：蓬乱的样子。
② 六经：指经过孔子整理而传授的六部儒家经典《诗经》《尚书》《礼经》《乐经》《周易》《春秋》，始见于《庄子·天运篇》。
③ 麟麟炳炳：光明，显著。
④ 尚：久远。
⑤ 遽（jù 剧）：立刻，马上。
⑥ 素业：本业。
⑦ 督课：督察考核。
⑧ 曼衍：散漫。

坊间节本，细按之，竟有前后陵躐①者，有《灵》《素》杂错者，有割裂经文以强归窠臼者，体例混淆，殊失原书本旨。用是会稡②全书，撮其大凡，颜③曰《内经提要》。盖本昌黎④读书之法以训后生，俾易于记诵，由约而博，非谓高才博学必强就乎是也。夫人能登泰山，游瀚海，非不廓然大观也。而力稍逊者，与其退然自沮，曷若一识其厄要之区而涉猎焉，不尤愈于毫未经历耶？况由握要而进求其详，泰山瀚海亦未必不周览无遗也。编辑之意如此，愿以质⑤当世之博雅君子。

时强围大荒落⑥竹醉日⑦后学王鸿骥书于涪江槐荫草堂

---

① 陵躐（líng liè 灵烈）：指次序前后错乱。

② 会稡（zú 足）：亦作"会萃"。汇集，聚集。

③ 颜：题写匾额或书籍封面上的书名。

④ 昌黎：指唐代文学家韩愈（768—824），字退之，邓州南阳人，自谓郡望河北昌黎，故世称韩昌黎，著有《昌黎先生集》《外集》十卷等。

⑤ 质：请教。

⑥ 强围（yǔ 雨）大荒落：即1917年。按《尔雅·释天》太岁纪年法指农历丁巳年。强围：天干第四位"丁"的别称。大荒落：太岁运行到地支"巳"的方位，这一年称大荒落。

⑦ 竹醉日：指农历五月十三日，是传统的民俗节。相传这天竹醉，种竹易活，所以成了栽竹之日。宋·范致明《岳阳风土记》："五月十三日谓之龙生日，可种竹，《齐民要术》所谓竹醉日也。"

后 序

医学自晋唐以下，著述愈繁，艺术①愈杂，而古圣治病之心法几不可复问。噫！医不通《内经》，咄嗟②便处汤药，失之远矣。《史》《汉》列医于方技家，不为无见，诚谓艺不原于道，只以薄技目之，非苟也。世传黄帝与岐伯相问答而作《内经》，抉天地阴阳之奥，而生人病源、内外之法包括无遗，后世医家奉为鼻祖。非取其术之精也，盖以神灵天纵之圣，而留意于济人苦厄，大道即寓乎其中焉。惟汉张长沙《伤寒》《金匮》两书，颇得其精意，术也，而近乎道矣，人以医中之圣誉之有以也。此外若扁鹊、仓公辈，度必有得于轩岐之一体，始能名盛一时。不然，所谓应手奏效，皆幸中耳，乌足贵？于以③知《内经》一编④，功效与六经等，而关系于生人性命，实足补造化之所不及，其用较六经为尤切。人以为医之宗，吾以为道之原也。特其书出最古，词极奥衍，往往有诘曲聱牙⑤不可卒读者。中下之资，每畏其难，兼以篇幅繁多，益望洋兴叹，势不

---

① 艺术：泛指六艺以及术数方技等各种技术技能，此处特指医术。

② 咄嗟（duōjiē 多接）：仓卒。晋·左史《咏史》诗之八："俛仰生荣华，咄嗟复雕枯。"

③ 于以：犹"是以"。

④ 编：书籍。

⑤ 诘曲聱（áo 熬）牙：形容文句艰涩，不通顺畅达。明·宋濂《文原》："予窃怪世之为文者，不为不多，骋新奇者，鉤摘隐伏，变更庸常，甚至不可句读，且曰：不诘曲聱牙非古文也。"

至束阁①不止。

吾友翔鹤居士，儒家子也。以厄于时，怀才不售②，精研医家言，一宗经旨，治病辄效，曾出其《利溥集》三种镌印问世，颇为名宿许可，兹与同校。又以所辑《内经提要》示余，往复披读，益见其婆心一片，至再至三，未有已也。是集所采《素问》八十一论所遗无几，《灵枢》八十一论入选不多。非任意去取也，缘《素问》于病源治法特详，方脉家最宜切究，若《灵枢》只明经络脏腑，便于针灸，不妨从略，以省心力。至经语之精粹，无不一一标题，仍各注篇名，以备查对。具见斟酌苦心，非寻常之搜辑可比。盖恐人苦繁难，特辟一径，以引之入胜，即佛家所谓方便门③也。吾友殆有得于道者深，是焉得以艺术概乎！夫天之高也，地之大也，骤欲穷其究竟，鲜不望而沮也。苟据璇玑④之图，方舆⑤之纪，了然素悉其大要焉。彼天文地理，未必不尽备于观察中。盖由要以得详，亦自然之理势也。翔鹤所辑，意本如是，爰表而出之以质高明，或不以余为阿⑥其所好云。

岁在丁巳之秋八月上澣⑦吏部主事愚弟徐冕⑧东平氏谨识

---

① 束阁：即"束之高阁"之意，把东西捆起来放在高高的阁楼上面，谓弃置不用。

② 不售：考试不中。

③ 方便门：佛教用语，引申为使人便利、得益的门径。

④ 璇玑：原指北斗，此处泛指天象。

⑤ 方舆：大地。

⑥ 阿：曲从，迎合。

⑦ 上澣（huàn 幻）：泛指每月上旬。

⑧ 徐冕：字东平，清末民初四川省潼川府遂宁县人。光绪二十九年（1903）癸卯补行辛丑壬寅恩正并科进士，官吏部主事，清亡后曾权摄遂宁县知事，民国八、九年建曾任遂宁县教育局局长。

目 录

素问上卷

上古天真论

昔在黄帝，生而神灵，弱而能言，幼而徇齐，〔批〕徇，须闰切，借荀去声。徇齐，疾速也。长而敦敏，成而登天。

迺问于天师曰：〔批〕迺，奴亥切，古文"乃"字。《尔雅①·释诂》："迺，乃也。"天师，岐伯也。余闻上古之人，春秋皆度百岁，而动作不衰；今时之人，年半百而动作皆衰者，时世异耶？人将失之耶？岐伯对曰：上古之人，其知道者，〔批〕知道，知修养之道也。法于阴阳，和于术数，〔批〕术数，修养之法则也。食饮有节，起居有常，不妄作劳，故能形与神俱，而尽终其天年，度百岁乃去。

今时之人不然也，以酒为浆，以妄为常，醉以入房，以欲竭其精，以耗散其真，不知持满②，不时御神，务快其心，逆于生乐，起居无节，故半百而衰也。

夫上古圣人之教下也，〔批〕全元起本云："上古圣人之教也，下皆为之。"《太素》《千金》同③。皆谓之虚邪贼风，避之有时，恬淡虚无，真气从之，精神内守，病安从来。是以志闲而少欲，心安而不惧，形劳而不倦，气从以顺，各从其欲，皆得所愿。故美其食，任其服，乐其俗，高下不相慕，其民故曰朴。是以

① 尔雅：我国最早解释词义的专著。由秦汉间学者缀辑周汉诸书旧文，递相增益而成，为考证词义和古代名物的重要辞书。

② 持满：谓保持精气的充沛。

③ 全元起本云……千金同：语见《素问》林亿《新校正》。

嗜欲不能劳其目，淫邪不能惑其心，愚智贤不肖，不惧于物，故合于道，所以能年皆度百岁，而动作不衰者，以其德全不危也。

帝曰：人年老而无子者，材力尽邪？〔批〕材力，材干、力量也。将天数然也。岐伯曰：女子七岁，肾气盛，齿更发长。二七而天癸至，〔批〕天癸，男女之精也。任脉通，太冲脉盛，月事以时下，〔批〕月事，月经也。故有子。三七，肾气平均，故真牙生而长极。四七，筋骨坚，发长极，身体盛壮。五七，阳明脉衰，面始焦，发始堕。六七，三阳脉衰于上，面皆焦，发始白。七七，任脉虚，太冲脉衰少，天癸竭，地道不通，故形坏而无子也。〔批〕此言先天之癸水借后天之津液所资益也。

丈夫八岁，肾气实，发长齿更。二八，肾气盛，天癸至，精气溢泻，阴阳和，故能有子。三八，肾气平均，筋骨劲强，故真牙生而长极。四八，筋骨隆盛，肌肉满壮。五八，肾气衰，发堕齿枯。六八，阳气衰竭于上，面焦，发鬓颁白。七八，肝气衰，筋不能动，天癸竭，精少，肾脏衰，形体皆极。八八，则齿发去。肾者主水，受五脏六腑之精而藏之，故五脏盛乃能泻。今五脏皆衰，筋骨解堕，天癸尽矣。故发鬓白，身体重，行步不正，而无子耳。

帝曰：有其年已老而有子者，何也？岐伯曰：此其天寿过度，气脉常通，而肾气有余也。此虽有子，男不过尽八八，女不过尽七七，而天地之精气皆竭矣。

帝曰：夫道者年皆百数，能有子乎？岐伯曰：夫道者能却老而全形，身年虽寿，能生子也。

黄帝曰：余闻上古有真人者，提挈天地，把握阴阳，呼吸精气，独立守神，肌肉若一，故能寿敝天地，〔批〕敝，王①注：
"尽也"。《汉书·枚乘传》："敝，无穷之乐。"《灵枢·五十营》篇：
"故五十营备，得尽天地之寿矣。"无有终时，此其道生。

中古之时，有至人者，淳德全道，和于阴阳，调于四时，
去世离俗，积精全神，游行天地之间，视听八达之外，此盖益
其寿命而强者也，亦归于真人。

其次有圣人者，处天地之和，从八风之理，适嗜欲于世俗
之间，无恚嗔之心，行不欲离于世，举不欲观于俗，外不劳形
于事，内无思想之患，以恬愉②为务，以自得为功，形体不敝，
精神不散，亦可以百数。

其次有贤人者，法则天地，象似日月，辨列星辰，逆从阴
阳，分别四时，将从上古合同于道，亦可使益寿而有极时。

四气调神大论

春三月，此谓发陈，天地俱生，万物以荣，夜卧早起，广
步于庭，被③发缓形，以使志生，生而勿杀，予而勿夺，赏而
勿罚，此春气之应养生之道也。逆之则伤肝，夏为寒变，奉长
者少。〔批〕此言人当顺四时之气而调养其神也。

夏三月，此谓蕃秀，天地气交，万物华实，夜卧早起，无

---

① 王：指唐代医家王冰，号启玄子，又作启元子。约生于唐景云元年
(710)，卒于贞元二十年（805），里居籍贯不详，唐宝应中（762—763）为
太仆令，故称为王太仆。王氏少时笃好易老之学，讲求摄生，究心于医学，
尤嗜《黄帝内经》，自天宝九年（750）至宝应元年（762），历时十二年之
久，注成《补注黄帝内经素问》24卷，合81篇。

② 恬愉：安适。

③ 被：通"披"，覆盖。《左传·襄公十四年》："乃祖吾离被苫盖，蒙
荆棘，以来归我先君。"

厌于日，使志无怒，使华英成秀，使气得泄，若所爱在外，此夏气之应养长之道也。逆之则伤心，秋为痎疟，〔批〕痎，古谐切，音皆。《说文》："二日一发疟也。"王注："痎，犹老也，亦瘦也。"奉收者少，冬至重病。

秋三月，此谓容平，天气以急，地气以明，早卧早起，与鸡俱兴，使志安宁，以缓秋刑，收敛神气，使秋气平，无外其志，使肺气清，此秋气之应养收之道也。逆之则伤肺，冬为飧泄，奉藏者少。

冬三月，此谓闭藏，水冰地坼①，无扰乎阳，早卧晚起，必待日光，使志若伏若匿，若有私意，若已有得，去寒就温，无泄皮肤，使气亟夺，此冬气之应养藏之道也。逆之则伤肾，春为痿厥，奉生者少。

天气，清静光明者也，藏德不止，故不下也。天明则日月不明，邪害空窍，阳气者闭塞，地气者冒明，云雾不精，则上应白露不下，交通不表，万物命故不施，不施则名木多死。〔批〕此言人之真气不可泄露，当清静法道以保天真也。恶气不发，风雨不节，白露不下，则菀槁不荣。〔批〕菀与苑、宛、郁通。王注："蕴积也。"贼风数至，暴雨数起，天地四时不相保，与道相失，则未央绝灭。惟圣人从之，故身无奇病，万物不失，生气不竭。

逆春气，则少阳不生，肝气内变。逆夏气，则太阳不长，心气内洞。逆秋气，则太阴不收，肺气焦满。〔批〕焦满，谓肺气焦枯烦满也。逆冬气，则少阴不藏，肾气独沉。

夫四时阴阳者，万物之根本也，所以圣人春夏养阳，秋冬

---

① 坼（chè 彻）：裂开。

养阴，以从其根，故与万物沉浮于生长之门。〔批〕此言圣人尽善养之道而生气不绝也。

是故圣人不治已病治未病，不治已乱治未乱，此之谓也。夫病已成而后药之，乱已成而后治之，譬犹渴而穿井，斗而铸，不亦晚乎？

生气通天论

黄帝曰：阳气者，若天与日，失其所，则折寿而不彰，故天运当以日光明，是故阳因而上卫外者也。因于寒，欲如运枢，起居如惊，神气乃浮。因于暑，汗，烦则喘喝，静则多言，体若燔炭，汗出而散。因于湿，首如裹，湿热不攘，大筋缓短，小筋弛长，缓短为拘，弛长为痿。因于气，为肿，四维相代，阳气乃竭。〔批〕此言阳气所以卫外而人之生固宜藉其阳气也。喝，于介切，音隘。声之幽也，又嘶声也。王注："谓大呵出声，则近呼喝之义，非暑病所有。"缓，而兖切，音软。王注："缩也"。

阳气者，烦劳则张，精绝，辟积于夏，使人煎厥。目盲不可以视，耳闭不可以听，溃溃乎若坏都，汩汩乎不可止。

阳气者，大怒则形气绝而血菀于上，使人薄厥。有伤于筋，纵，其若不容，汗出偏沮，使人偏枯。汗出见湿，乃生痤痱。〔批〕痤，昨禾切，坐平声。《说文》："小肿也。"《博雅》①："痤，痈也。痱，方味切，音沸。"《玉篇》②："热生小疮。"高梁之变，足生大丁，受如持虚。劳汗当风，寒薄为皶，郁乃痤。〔批〕高梁

---

① 博雅：书名。即《广雅》的别称，是我国最早的一部百科词典。三国魏时张揖撰，共收字18150个，是仿照《尔雅》体裁编纂的一部训诂学汇编。

② 玉篇：我国古代一部按汉字形体分部编排的字书。南朝梁大同九年（543）黄门侍郎兼太学博士顾野王撰。

与膏粱通。丁本作疗，病创也。足生大丁，谓膏粱厚味足以致疔毒之大也。皶，侧加切，音渣。亦作鼜。王注：“皶刺长于皮中，形如米或如针，俗曰粉刺。”凡此诸病，皆阳气不固之所致也。

阳气者，精则养神，柔则养筋。开阖不得，寒气从之，乃生大偻。陷脉为瘘，留连肉腠。俞气化薄，传为善畏，及为惊骇。营气不从，逆于肉理，乃生痈肿。魄汗未尽，形弱而气烁，穴俞以闭，发为风疟。故风者，百病之始也，清静则肉腠闭拒，虽有大风苛毒，弗之能害，此因时之序也。故病久则传化，上下不并，良医弗为。故阳畜积病死，而阳气当隔，隔者当泻，不亟正治，粗乃败之。

故阳气者，一日而主外，平旦人气生，日中而阳气隆，日西而阳气已虚，气门乃闭。是故暮而收拒，无扰筋骨，无见雾露，反此三时，形乃困薄。〔批〕此言阳气在人当开阖得宜，以顺之也。

岐伯曰：阴者，藏精而起亟也；阳者，卫外而为固也。阴不胜其阳，则脉流薄疾，并乃狂。阳不胜其阴，则五脏气争，九窍不通。

风客淫气，精乃亡，邪伤肝也。因而饱食，筋脉横解，肠澼为痔。因而大饮，则气逆。因而强力，肾气乃伤，高骨乃坏。凡阴阳之要，阳密乃固，两者不和，若春无秋，若冬无夏，因而和之，是谓圣度。故阳强不能密，阴气乃绝，阴平阳秘，精神乃治，阴阳离决，精气乃绝。〔批〕此示人以阴阳交会之要也。

因于露风，乃生寒热。是以春伤于风，邪气留连，乃为洞泄。夏伤于暑，秋为痎疟。秋伤于湿，上逆而咳，发为痿厥。冬伤于寒，春必温病。四时之气，更伤五脏。

阴之所生，本在五味，阴之五宫，伤在五味。是故味过于酸，肝气以津，脾气乃绝。味过于咸，大骨气劳，短肌，心气抑。味过于甘，心气喘满，色黑，肾气不衡。味过于苦，脾气不濡，胃气乃厚。味过于辛，筋脉沮弛，精神乃央。〔批〕沮弛，言坏废也。央，尽也。屈原《离骚》："时亦犹其未央。"王注训央为久，失之。《新校正》谓："央，乃殃也，古文通用。"亦强解。是故谨和五味，骨正筋柔，气血以流，腠理以密，如是则骨气以精，谨道如法，长有天命。〔批〕此所谓修养天真之至道也。

金匮真言论

黄帝问曰：天有八风，经有五风，何谓？岐伯对曰：八风发邪，以为经风，触五脏，邪气发病。

故春善病鼽衄，仲夏善病胸胁，长夏善病洞泄寒中，秋善病风疟，冬善病痹厥。

平旦至日中，天之阳，阳中之阳也；日中至黄昏，天之阳，阳中之阴也；合夜至鸡鸣，天之阴，阴中之阴也；鸡鸣至平旦，天之阴，阴中之阳也。故人亦应之。

夫言人之阴阳，则外为阳，内为阴。言人身之阴阳，则背为阳，腹为阴。言人身之脏腑中阴阳，则脏者为阴，腑者为阳。肝、心、脾、肺、肾五脏皆为阴，胆、胃、大肠、小肠、膀胱、三焦六腑皆为阳。

阳中之阳，心也；阳中之阴，肺也；阴中之阴，肾也；阴中之阳，肝也；阴中之至阴，脾也。〔批〕《灵枢经》曰："心为牡脏。牡，阳也。肺为牝脏。牝，阴也。肾为牝脏，肝为牡脏，脾为牝脏。"①

---

①　心为牡脏……脾为牝脏：语本《灵枢·顺气一日分为四时》。

东方青色，入通于肝，开窍于目，藏精于肝，其病发惊骇，其味酸，其类草木，其畜鸡，其谷麦，其应四时，上为岁星，是以春气在头也。其音角，其数八，是以知病之在筋也，其臭臊。〔批〕角，木音也。木生数①三，成数八。臊，苏遭切，音骚。《月令②》作"膻"。

　　南方赤色，入通于心，开窍于耳，藏精于心，故病在五脏，其味苦，其类火，其畜羊，其谷黍，其应四时，上为荧惑星，是以知病之在脉也。其音徵，其数七，其臭焦。〔批〕徵，火音也，火生数二，成数七。

　　中央黄色，入通于脾，开窍于口，藏精于脾，故病在舌本，其味甘，其类土，其畜牛，其谷稷，其应四时，上为镇星，是以知病之在肉也。其音宫，其数五，其臭香。〔批〕宫，土音也，土数五，五，土之生数也。纯居五位之中，故独生于生数。

　　西方白色，入通于肺，开窍于鼻，藏精于肺，故病在背，其味辛，其类金，其畜马，其谷稻，其应四时，上为太白星，是以知病之在皮毛也。其音商，其数九，其臭腥。〔批〕商，金音也，金生数四，成数九。

　　北方黑色，入通于肾，开窍于二阴，藏精于肾，故病在谿，其味咸，其类水，其畜彘③，其谷豆，其应四时，上为辰星，

---

　　①　生数：源出河图五行数配关系。河图数配中，一二三四五为生数，六七八九十为成数。其中一六相合指冬水之气，二七相合指夏火之气，三八相合指春木之气，四九相合指秋金之气，五十相合指四时之母土气。万物皆禀五行之气而生，各具五行之性。音为物性之一，所以也应五行之气而分五种。其中角音生于木气，徵音生于火气，商音生于金气，羽音生于水气，宫音生于土气。

　　②　月令：《礼记》篇名。所记为农历十二个月的时令、行政及相关事物。

　　③　彘（zhì 治）：猪。

是以知病之在骨也。其音羽，其数六，其臭腐。〔批〕羽，水音也，水生数一，成数六。

故善为脉者，谨察五脏六腑，一逆一从，阴阳表里，雌雄之纪，藏之心意，合心于精，非其人勿教，非其真勿授，是谓得道。

阴阳应象大论

黄帝曰：阴阳者，天地之道也。万物之纲纪，变化之父母，生杀之本始，神明之府也。

治病必求于本，故积阳为天，积阴为地。阴静阳躁，阳生阴长，阳杀阴藏。阳化气，阴成形。寒极生热，热极生寒。寒气生浊，热气生清。清气在下，则生飧泄；浊气在上，则生䐜胀。此阴阳反作，病之逆从也。〔批〕此言天地杀生之殊用也。

故清阳为天，浊阴为地；地气上为云，天气下为雨；雨出地气，云出天气。故清阳出上窍，浊阴出下窍；清阳发腠理，浊阴走五脏；清阳实四肢，浊阴归六腑。

水为阴，火为阳。阳为气，阴为味。味归形，形归气，气归精，精归化。精食气，形食味。化生精，气生形。

味伤形，气伤精。精化为气，气伤于味。

阴味出下窍，阳气出上窍。味厚者为阴，薄为阴之阳。气厚者为阳，薄为阳之阴。味厚则泄，薄则通。气薄则发泄，厚则发热。〔批〕此言万物有阴阳气味，而吾人用之，有为泄、为通、为发泄、为发热，及衰壮生散之义也。

壮火之气衰，少火之气壮，壮火食气，气食少火。壮火散气，少火生气。

气味辛甘发散为阳，酸苦涌泄为阴。阴胜则阳病，阳胜则阴病。阳胜则热，阴胜则寒。重寒则热，重热则寒。寒伤形，热伤气。气伤痛，形伤肿。故先痛而后肿者，气伤形也；先肿而后痛者，形伤气也。

风胜则动，热胜则肿，燥胜则干，寒胜则浮，湿胜则濡泻。

天有四时五行，以生长收藏，以生寒暑燥湿风。人有五脏化五气，以生喜怒悲忧恐。故喜怒伤气，寒暑伤形。暴怒伤阴，暴喜伤阳。厥气上行，满脉去形。喜怒不节，寒暑过度，生乃不固。故重阴必阳，重阳必阴。〔批〕此言人之五脏本于天之五行也。

帝曰：余闻上古圣人，论理人形，列别脏腑，端络经脉，会通六合，各从其经；气穴所发，各有处名；谿谷属骨，皆有所起；分部逆从，各有条理；四时阴阳，尽有经纪，外内之应，皆有表里。其信然乎？

岐伯对曰：东方生风，风生木，木生酸，酸生肝，肝生筋，筋生心，肝主目。其在天为玄，在人为道，在地为化，化生五味，道生智，玄生神，神在天为风，在地为木，在体为筋，在脏为肝，在色为苍，在音为角，在声为呼，在变动为握，在窍为目，在味为酸，在志为怒。怒伤肝，悲胜怒；风伤筋，燥胜风；酸伤筋，辛胜酸。

南方生热，热生火，火生苦，苦生心，心生血，血生脾，心主舌。其在天为热，在地为火，在体为脉，在脏为心，在色为赤，在音为徵，在声为笑，在变动为忧，在窍为舌，在味为苦，在志为喜。喜伤心，恐胜喜；热伤气，寒胜热；苦伤气，咸胜苦。

中央生湿，湿生土，土生甘，甘生脾，脾生肉，肉生肺，脾主口。其在天为湿，在地为土，在体为肉，在脏为脾，在色为黄，在音为宫，在声为歌，在变动为哕，在窍为口，在味为甘，在志为思。思伤脾，怒胜思；湿伤肉，风胜湿；甘伤肉，酸胜甘。

西方生燥，燥生金，金生辛，辛生肺，肺生皮毛，皮毛生肾，肺主鼻。其在天为燥，在地为金，在体为皮毛，在脏为肺，在色为白，在音为商，在声为哭，在变动为咳，在窍为鼻，在味为辛，在志为忧。忧伤肺，喜胜忧；热伤皮毛，寒胜热；辛伤皮毛，苦胜辛。

北方生寒，寒生水，水生咸，咸生肾，肾生骨髓，髓生肝，肾主耳。其在天为寒，在地为水，在体为骨，在脏为肾，在色为黑，在音为羽，在声为呻，在变动为栗，在窍为耳，在味为咸，在志为恐。恐伤肾，思胜恐；寒伤血，燥胜寒；咸伤血，甘胜咸。

故曰：天地者，万物之上下也；阴阳者，血气之男女也；左右者，阴阳之道路也；〔批〕阴阳间气，左右循环，故左右为阴阳之道路也①。水火者，阴阳之征兆也；阴阳者，万物之能始也。故曰：阴在内，阳之守也；阳在外，阴之使也。

帝曰：法阴阳奈何？岐伯曰：阳胜则身热，腠理闭，喘粗为之俯仰，汗不出而热，齿干以烦冤，腹满死，能冬不能夏。〔批〕能，奴代切，与耐通。阴胜则身寒，汗出，身常清，数栗而寒，寒则厥，厥则腹满死，能夏不能冬。此阴阳更胜之变，病之形能也。

帝曰：调此二者奈何？岐伯曰：能知七损八益，则二者可调；不知用此，则早衰之节也。年四十，而阴气自半也，起居

---

① 阴阳间气……道路也：语见《素问》王冰注。

衰矣；年五十，体重，耳目不聪明矣；年六十，阴痿，气大衰，九窍不利，下虚上实，涕泣俱出矣。〔批〕女子以七七为天癸之终，丈夫以八八为天癸之极。然知七可损、八可益，则各随气分，修养天真，故能终其天年也①。故曰：知之则强，不知则老，故同出而名异耳。智者察同，愚者察异，愚者不足，智者有余，有余则耳目聪明，身体轻强，老者复壮，壮者益治。是以圣人为无为之事，乐恬憺之能，从欲快志于虚无之守，故寿命无穷，与天地终。此圣人之治身也。

天不足西北，故西北方阴也，而人右耳目不如左明也。地不满东南，故东南方阳也，而人左手足不如右强也。帝曰：何以然？岐伯曰：东方阳也，阳者其精并于上，并于上则上明而下虚，故使耳目聪明而手足不便也；西方阴也，阴者其精并于下，并于下则下盛而上虚，故其耳目不聪明，而手足便也。故俱感于邪，其在上则右甚，在下则左甚，此天地阴阳所不能全也，故邪居之。

天气通于肺，地气通于嗌②，风气通于肝，雷气通于心，谷气通于脾，〔批〕谷与穀通，《甲乙经》作穀。雨气通于肾。六经为川，肠胃为海，九窍为水注之气。

故邪风之至，疾如风雨。故善治者治皮毛，其次治肌肤，其次治筋脉，其次治六腑，其次治五脏。治五脏者，半死半生也。故天之邪气，感则害人五脏；水谷之寒热，感则害于六腑；地之湿气，感则害皮肉筋脉。

善诊者，察色按脉，先别阴阳。审清浊，而知部分；视喘

---

① 女子……终其天年也：语本《素问》王冰注，多"故能"二字。
② 嗌（yì义）：喉下之食管处。

息，听音声，而知所苦；观权衡规矩，而知病所主；按尺寸，观浮沉滑涩，而知病所生。以治无过，以诊则不失矣。〔批〕《甲乙经》作："知病所在，以治则无过。下无过二字，续此为句①。"

故因其轻而扬之，因其重而减之，因其衰而彰之。形不足者，温之以气；精不足者，补之以味。

其高者，因而越之；其下者，引而竭之；中满者，泻之于内；其有邪者，渍形以为汗；其在皮者，汗而发之；其慓悍者，按而收之；其实者，散而泻之。审其阴阳，以别柔刚，阳病治阴，阴病治阳。定其血气，各守其乡，血实宜决之，气虚宜掣引之。

阴阳离合论

黄帝问曰：愿闻三阴三阳之离合也。岐伯曰：圣人南面而立，前曰广明，后曰太冲，太冲之地，名曰少阴，少阴之上，名曰太阳，太阳根起于至阴，结于命门，名曰阴中之阳。中身而上，名曰广明，广明之下，名曰太阴，太阴之前，名曰阳明，阳明根起于厉兑，名曰阴中之阳。厥阴之表，名曰少阳，少阳根起于窍阴，名曰阴中之少阳。是故三阳之离合也，太阳为开，阳明为阖，少阳为枢。三经者，不得相失也，搏而勿浮，命曰一阳。

帝曰：愿闻三阴。岐伯曰：外者为阳，内者为阴。然则中为阴，其冲在下，名曰太阴，太阴根起于隐白，名曰阴中之阴。太阴之后，名曰少阴，少阴根起于涌泉，名曰阴中之少阴。少阴之前，名曰厥阴，厥阴根起于大敦，阴之绝阳，名曰阴之绝

---

① 甲乙经作……续此为句：语见《素问》林亿《新校正》。

阴。是故三阴之离合也，太阴为开，厥阴为阖，少阴为枢。三经者，不得相失也，搏而勿沉，名曰一阴。〔批〕此言脏位及经脉之次也。

阴阳别论

黄帝问曰：人有四经十二从，何谓？岐伯对曰：四经应四时，十二从应十二月，十二月应十二脉。

脉有阴阳，知阳者知阴，知阴者知阳。凡阳有五，五五二十五阳。所谓阴者，真脏也，见则为败，败必死也。所谓阳者，胃脘之阳也。别于阳者，知病处也；别于阴者，知死生之期。

凡持真脉之脏脉者，肝至悬绝急，十八日死，心至悬绝，九日死，肺至悬绝，十二日死，肾至悬绝，七日死，脾至悬绝，四日死。

曰：二阳之病发心脾，有不得隐曲，女子不月。其传为风消，其传为息贲者，死不治。〔批〕二阳，大肠及胃也。

曰：三阳为病发寒热，下为痈肿，及为痿厥腨痟。〔批〕痟，音渊，酸疼也。腨，市兖切，音踹，亦作蹲。膊，胫后软肉处也。其传为索泽①，其传为癫疝。〔批〕三阳，小肠及膀胱也。

曰：一阳发病，少气，善咳，善泄。其传为心掣，其传为膈。〔批〕一阳，胆及三焦也。

二阳一阴发病，主惊骇背痛，善噫，善欠，名曰风厥。〔批〕一阴，心主及肝也。

二阴一阳发病，善胀，心满，善气。〔批〕二阴，心、肾之脉也。

---

① 索泽：即血涸肤枯。

三阳三阴发病，为偏枯痿易，四肢不举。〔批〕三阴，脾、肺之脉也。

阴争于内，阳扰于外，魄汗未藏，四逆而起，起则熏肺，使人喘鸣。阴之所生，和本曰和。是故刚与刚，阳气破散，阴气乃消亡。淖则刚柔不和，经气乃绝。

死阴之属，不过三日而死；生阳之属，不过四日而死。〔批〕按别本作"四日而生"，全元起注本作"四日而已"，俱通。详上下文义，作"死"者非①。所谓生阳死阴者，肝之心谓之生阳，心之肺谓之死阴，肺之肾谓之重阴，肾之脾谓之辟阴，死不治。

结阳者，肿四肢。结阴者，便血一升，再结二升，三结三升。阴阳结斜②，多阴少阳曰石水，少腹肿。二阳结谓之消，三阳结谓之隔，三阴结谓之水，一阴一阳结，谓之喉痹。〔批〕此少二阴结。

阴搏阳别，谓之有子。阴阳虚，肠澼死。阳加于阴，谓之汗。阴虚阳搏，谓之崩。

灵兰秘典论

黄帝问曰：愿闻十二脏之相使，贵贱何如？岐伯对曰：心者，君主之官也，神明出焉。肺者，相傅之官，治节出焉。肝者，将军之官，谋虑出焉。胆者，中正之官，决断出焉。膻中者，臣使之官，喜乐出焉。脾胃者，仓廪之官，五味出焉。大肠者，传道之官，变化出焉。小肠者，受盛之官，化物出焉。肾者，作强之官，伎巧出焉。三焦者，决渎之官，水道出焉。膀胱者，州都之官，津液藏焉，气化则能出矣。凡此十二官者，

---

① 按别本……作死者非：语本《素问》林亿《新校正》，夺一"注"字。
② 斜：同"邪"，邪气。

不得相失也。故主明则下安，以此养生则寿，殁世不殆，以为天下则大昌。主不明则十二官危，使道闭塞而不通，形乃大伤，以此养生则殃，以为天下者，其宗大危，戒之戒之。〔批〕此乃十一官，脾胃二脏共一官故也。

六节藏象论

天以六六之节，以成一岁。

天有十日，日六竟而周甲，甲六复而终岁，三百六十日法也。

五日谓之候，三候谓之气，六气谓之时，四时谓之岁，而各从其主治焉。五运相袭，而皆治之，终期之日，周而复始，时立气布，如环无端，候亦同法。故曰：不知年之所加，气之盛衰，虚实之所起，不可以为工矣。〔批〕此言五运统岁，岁立四时，时布六气，工①不可不知也。

五气更立，各有所胜，盛虚之变，此其常也。

春胜长夏，长夏胜冬，冬胜夏，夏胜秋，秋胜春，所谓得五行时之胜，各以气命其脏。〔批〕此言春为四时之长，故凡候气者，皆当始于立春日也。求其至也，皆归始春，未至而至，此谓太过，则薄所不胜，而乘所胜也。至而不至，此谓不及，则所胜妄行，而所生受病，所不胜薄之也。〔批〕此言民病之所由作。

天食人以五气，地食人以五味，五气入鼻，藏于心肺，上使五色修明，音声能彰。五味入口，藏于肠胃，味有所藏，以养五气，气和而生，津液相成，神乃自生。〔批〕此言治法之所从出也。

---

① 工：此处指医工。

心者，生之本，神之变也。〔批〕神之变，全元起本并《太素》作"神之处"①。其华在面，其充在血脉，为阳中之太阳，通于夏气。肺者，气之本，魄之处也。其华在毛，其充在皮，为阳中之太阴，通于秋气。〔批〕太阴，《甲乙经》并《太素》作"少阴"。肺在十二经虽为太阴，然在阳分之中，当为少阴也②。肾者，主蛰，封藏之本，精之处也。其华在发，其充在骨，为阴中之少阴，通于冬气。〔批〕少阴，全元起本并《甲乙经》《太素》作"太阴"。肾在十二经虽为少阴，然在阴分之中，当为太阴也③。肝者，罢极之本，魂之居也。其华在爪，其充在筋，以生血气，其味酸，其色苍，此为阳中之少阳，通于春气。脾、胃、大肠、小肠、三焦、膀胱者，仓廪之本，营之居也，名曰器，能化糟粕，转味而入出者也。其华在唇四白，其充在肌。此至阴之类，通于土气。凡十一脏，取决于胆也。

故人迎一盛，病在少阳，二盛病在太阳，三盛病在阳明，四盛已上为格阳。寸口一盛，病在厥阴，二盛病在少阴，三盛病在太阴，四盛已上为关阴。人迎与寸口俱盛四倍已上为关格，关格之脉赢，〔批〕赢，当作"盈"。脉盛四倍已上非赢也，乃盛极也，古文"赢"与"盈"通用④。不能极于天地之精气，则死矣。

五脏生成篇

心之合脉也，其荣色也，其主肾也。肺之合皮也，其荣毛也，其主心也。肝之合筋也，其荣爪也，其主肺也。脾之合肉

---

① 神之变……作神之处：语见《素问》林亿《新校正》。
② 太阴……当为少阴也：语见《素问》林亿《新校正》。
③ 少阴……当为太阴也：语见《素问》林亿《新校正》。
④ 赢当作盈……与盈通用：语见《素问》林亿《新校正》。

也，其荣唇也，其主肝也。肾之合骨也，其荣发也，其主脾也。

是故多食咸，则脉凝泣而变色；多食苦，则皮槁而毛拔；多食辛，则筋急而爪枯；多食酸，则肉胝䐢而唇揭；多食甘，则骨痛而发落，此五味之所伤也。〔批〕此言太过之为害也。胝，音知，皮厚也，繭①也。䐢，侧救切，音绉，与皱通。全元起本云："此五味之合五脏之气也。"②

故心欲苦，肺欲辛，肝欲酸，脾欲甘，肾欲咸，此五味之所合也，五脏之气。

故色见青如草兹者死，〔批〕兹，滋也。言如草初生之青色也③。黄如枳实者死，黑如炲者死，赤如衃④血者死，白如枯骨者死，此五色之见死也。青如翠羽者生，赤如鸡冠者生，黄如蟹腹者生，白如豕膏者生，黑如乌羽者生，此五色之见生也。

生于心，如以缟裹朱；生于肺，如以缟裹红；生于肝，如以缟裹绀；生于脾，如以缟裹栝楼实；生于肾，如以缟裹紫。此五脏所生之外荣也。

诸脉者皆属于目，诸髓者皆属于脑，诸筋者皆属于节，诸血者皆属于心，诸气者皆属于肺。此四支八溪之朝夕也。

故人卧血归于肝，肝受血而能视，足受血而能步，掌受血而能握，指受血而能摄。卧出而风吹之，血凝于肤者为痹，凝于脉者为泣，凝于足者为厥，此三者，血行而不得反其空，故为痹厥也。〔批〕此言血随卫气之行于脉外也。

人有大谷十二分，小溪三百五十四名，少十二俞。此皆卫

---

① 繭：即"胼"。手掌或脚掌因摩擦而生成的硬皮。

② 全元起……五脏之气也：语见《素问》林亿《新校正》。

③ 兹滋也……青色也：语见《素问》王冰注。

④ 衃（pēi胚）：凝血，瘀血。

气之所留止，邪气之所客也。

诊病之始，五决为纪，欲知其始，先建其母。所谓五决者，五脉也。

是以头痛巅疾，下虚上实，过在足少阴、巨阳，甚则入肾；徇蒙招尤①，目瞑耳聋，下实上虚，过在足少阳、厥阴，甚则入肝；腹满䐜胀，支鬲②胠胁，〔批〕胠，去鱼切，音区。王注："胁上也。"下厥上冒，过在足太阴、阳明；咳嗽上气，厥在胸中，过在手阳明、太阴；心烦头痛，病在鬲中，过在手巨阳、少阴。〔批〕此以审证而知五脏之病也。

夫脉之小大滑涩浮沉，可以指别；五脏之象，可以类推；五脏相音，可以意识；五色微诊，可以目察；能合脉色③，可以万全。赤，脉之至也，喘而坚，诊曰有积气在中，时害于食，名曰心痹，得之外疾，思虑而心虚，故邪从之；白，脉之至也，喘而浮，上虚下实，惊，有积气在胸中，喘而虚，名曰肺痹，寒热，得之醉而使内也；青，脉之至也，长而左右弹，有积气在心下支胠，名曰肝痹，得之寒湿，与疝同法，腰痛足清，头痛；黄，脉之至也，大而虚，有积气在腹中，有厥气，名曰厥疝，女子同法，得之疾使四肢汗出当风；黑，脉之至也，上坚而大，有积气在小腹与阴，名曰肾痹，得之沐浴清水而卧。〔批〕此以诊脉察色而知五脏之病也。

凡相五色之奇脉，面黄目青，面黄目赤，面黄目白，面黄目黑者，皆不死也。面青目赤，面赤目白，面青目黑，面黑目

---

① 徇蒙招尤："徇"通"眩"；"蒙"通"朦"，是视物不清之义；招尤，即摇晃意。徇蒙招尤，即头晕眼花，摇摆不定之义。

② 鬲：通膈。

③ 脉色：原作"色脉"，据《素问·五脏生成篇》乙转。

白，面赤目青，皆死也。〔批〕奇脉谓与色不相偶合也①。

五脏别论

黄帝问曰：余闻方士，或以脑髓为脏，或以肠胃为脏，或以为腑，敢问更相反，皆自谓是，不知其道，愿闻其说。岐伯对曰：脑、髓、骨、脉、胆、女子胞，此六者，地气之所生也，皆藏于阴而象于地，故藏而不泻，名曰奇恒之腑。夫胃、大肠、小肠、三焦、膀胱，此五者，天气之所生也，其气象天，故泻而不藏，此受五脏浊气，名曰传化之腑，此不能久留输泻者也。魄门亦为五脏使，〔批〕魄门，肛门也。内通于肺，故曰魄门②。水谷不得久藏。

所谓五脏者，藏精气而不泻也，故满而不能实。六腑者，传化物而不藏，故实而不能满也。所以然者，水谷入口，则胃实而肠虚，食下则肠实而胃虚。故曰实而不满，满而不实也。

帝曰：气口何以独为五脏主？岐伯曰：胃者，水谷之海，六腑之大源也。五味入口，藏于胃以养五脏气，气口亦太阴也，是以五脏六腑之气味，皆出于胃，变见于气口。故五气入鼻，藏于心肺，心肺有病，而鼻为之不利也。

拘于鬼神者，不可与言至德。恶于针石者，不可与言至巧。病不许治者，病必不治，治之无功矣。

诊要经终论

黄帝问曰：愿闻十二经脉之终奈何？岐伯曰：太阳之脉，

---

① 奇脉……不相偶合也：语见《素问》王冰注。
② 魄门……故曰魄门：语本《素问》王冰注。

其终也，戴眼反折瘈疭，〔批〕瘈，尺制切，音掣，亦作瘛。疭，子用切，音纵。瘈疭，小儿之疾，即今痫病也，俗所谓抽掣搐搦之证。其色白，绝汗乃出，出则死矣。

少阳终者，耳聋、百节皆纵，目睘绝系。〔批〕睘，渠营切，音环。王注："直视如惊貌。"绝系，一日半死。其死也，色先青白，乃死矣。

阳明终者，口目动作，善惊妄言，色黄，其上下经盛，不仁，则终也。

少阴终者，面黑齿长而垢，腹胀闭，上下不通而终矣。

太阴终者，腹胀闭，不得息，善噫，善呕，呕则逆，逆则面赤，不逆则上下不通，不通则面黑皮毛焦而终矣。

厥阴终者，中热嗌干，善溺，心烦，甚则舌卷卵上缩而终矣。此十二经之所败也。

脉要精微论

黄帝问曰：诊法何如？岐伯对曰：诊法常以平旦，阴气未动，阳气未散，饮食未进，经脉未盛，络脉调匀，气血未乱，故乃可诊有过之脉。〔批〕此论诊脉之法也。

切脉动静，而视精明，察五色，观五脏有余不足，六腑强弱，形之盛衰，以此参伍，决死生之分。

夫脉者，血之府也，长则气治，短则气病，数则烦心，大则病进，上盛则气高，下盛则气胀，代则气衰，细则气少，涩则心痛。

夫精明五色者，气之华也，赤欲如白裹朱，不欲如赭；白欲如鹅羽，不欲如盐；青欲如苍璧之泽，不欲如蓝；黄欲如罗裹雄黄，不欲如黄土；黑欲如重漆色，不欲如地苍。五色精微象见矣，其寿不久也。〔批〕此言色生于气，气生于脏。欲其气华于色，而不欲藏象见于外也。

五脏者，中之守也。中盛脏满，气盛伤恐者，声如从室中言，是中气之湿也；言而微，终日乃复言者，此夺气也；衣被不敛，言语善恶，不避亲疏者，此神明之乱也；仓廪不藏者，是门户不要也；水泉不止者，是膀胱不藏也。得守者生，失守者死。〔批〕此言五脏之精气虚也。

夫五脏者，身之强也。头者，精明之府，头倾视深，精神将夺矣。背者，胸中之府，背曲肩随，府将坏矣。腰者，肾之府，转摇不能，肾将惫矣。膝者，筋之府，屈伸不能，行则偻俯，〔批〕偻，音楼。曲背也。筋将惫矣。骨者，髓之府，不能久立，行则振掉，骨将惫矣。得强则生，失强则死。〔批〕此言四体、百骸、髓精、筋骨皆由脏腑之所资也。

万物之外，六合之内，天地之变，阴阳之应。彼春之暖，为夏之暑，彼秋之忿，为冬之怒。四变之动，脉与之上下，以春应中规，夏应中矩，秋应中衡，冬应中权。是故冬至四十五日，阳气微上，阴气微下；夏至四十五日，阴气微上，阳气微下。阴阳有时，与脉为期，期而相失，知脉所分，分之有期，故知死时。微妙在脉，不可不察，察之有纪，从阴阳始，始之有经，从五行生，生之有度，四时为宜，补泻勿失，与天地如一，得一之情，以知死生。是故声合五音，色合五行，脉合阴阳。〔批〕此言脉应四时之变也。

心脉搏坚而长，当病舌卷不能言；其耎①而散者，当消环

---

① 耎（ruǎn 阮）：同"软"。

自已①。〔批〕此言按其脉而知脏腑虚实之病也。

肺脉搏坚而长，当病唾血；其耎而散者，当病灌汗。至今不复散发也。

肝脉搏坚而长，色不青，当病坠若搏。因血在胁下，令人喘逆；其耎而散色泽者，当病溢饮。溢饮者，渴暴多饮，而易入肌皮肠胃之外也。〔批〕肝胃诸脏各言色，而心肺二脏不言色者，疑缺文也②。

胃脉搏坚而长，其色赤，当病折髀；其耎而散者，当病食痹。

脾脉搏坚而长，其色黄，当病少气；其耎而散，色不泽者，当病足胻肿，若水状也。

肾脉搏坚而长，其色黄而赤者，当病折腰；其耎而散者，当病少血，至今不复也。

帝曰：诊得心脉而急，此为何病？病形何如？岐伯曰：病名心疝。少腹当有形也。帝曰：何以言之？岐伯曰：心为牡脏，小肠为之使，故曰少腹当有形也。

帝曰：诊得胃脉，病形何如？岐伯曰：胃脉实则胀，虚则泄。帝曰：病成而变，何谓？岐伯曰：风成为寒热，瘅成为消中，厥成为巅疾，久风为飧泄，脉风成为疠，病之变化，不可胜数。

帝曰：诸痈肿、筋挛、骨痛，此皆安生？岐伯曰：此寒气之肿，八风之变也。帝曰：治之奈何？岐伯曰：此四时之病，以其胜治之愈也。

---

① 消环自已：张景岳："消，尽也；环，周也。谓期尽一周，病即自已矣。"

② 肝胃诸脏……疑缺文也：语本《素问》林亿《新校正》。

尺内两傍，则季胁也。尺外以候肾，尺里以候腹。中附上，左外以候肝，内以候膈，右外以候胃，内以候脾。上附上，右外以候肺，内以候胸中，左外以候心，内以候膻中。前以候前，后以候后，上竟上者，胸喉中事也。下竟下者，少腹腰股膝胫足中事也。

粗大者，阴不足阳有余，为热中也。

来疾去徐，上实下虚，为厥巅疾。

来徐去疾，上虚下实，为恶风也。故中恶风者，阳气受也。

有脉俱沉细数者，少阴厥也。

沉细数散者，寒热也。

浮而散者，为眴仆。〔批〕眴，黄练切，音炫。昏乱之貌。眴与眩，古字通。

诸浮不躁者，皆在阳，则为热；其有躁者在手。诸细而沉者，皆在阴，则为骨痛；其有静者在足。

数动一代者，病在阳之脉也，泄及便脓血。

涩者，阳气有余也。滑者，阴气有余也。阳气有余，为身热无汗；阴气有余，为多汗身寒；阴阳有余，则无汗而寒。

推而外之，内而不外，有心腹积也；推而内之，外而不内，身有热也。

推而上之，上而不下，腰足清也；〔批〕清，七正切，借青去声。寒也。与清同。推而下之，下而不上，头项痛也。

按之至骨，脉气少者，腰脊痛而身有痹也。

平人气象论

黄帝问曰：平人何如？岐伯对曰：人一呼脉再动，一吸脉亦再动，呼吸定息脉五动，闰以太息，命曰平人。平人者，不病也。常以不病调病人，医不病，故为病人平息以调之为法。

人一呼脉一动，一吸脉一动，曰少气。

人一呼脉三动，一吸脉三动而躁，尺热曰病温，尺不热脉滑曰病风。

人一呼脉四动以上，曰死；脉绝不至，曰死；乍疏乍数，曰死。

平人之常气禀于胃，胃者平人之常气也。人无胃气曰逆，逆者死。〔批〕此言四时之脉，当以胃气为本也。

春胃微弦曰平，弦多胃少曰肝病，但弦无胃曰死，胃而有毛曰秋病，毛甚曰今病。脏真散于肝，肝藏筋膜之气也。

夏胃微钩曰平，钩多胃少曰心病，但钩无胃曰死，胃而有石曰冬病，石甚曰今病。脏真通于心，心藏血脉之气也。

长夏胃微耎弱曰平，弱多胃少曰脾病，但代无胃曰死，耎弱有石曰冬病，弱甚曰今病。脏真濡于脾，脾藏肌肉之气也。

秋胃微毛曰平，毛多胃少曰肺病，但毛无胃曰死，毛而有弦曰春病，弦甚曰今病。脏真高于肺，以行营卫阴阳也。

冬胃微石曰平，石多胃少曰肾病，但石无胃曰死，石而有钩曰夏病，钩甚曰今病。脏真下于肾，肾藏骨髓之气也。

胃之大络名曰虚里，贯膈络肺，出于左乳下，其动应衣，脉宗气也。盛喘数绝者，则病在中。结而横，有积矣。绝不至曰死。

欲知寸口太过与不及，寸口之脉中手短者，曰头痛。寸口脉中手长者，曰足胫痛。寸口脉中手促上击者，曰肩背痛。寸口脉沉而坚者，曰病在中。寸口脉浮而盛者，曰病在外。寸口脉沉而弱，曰寒热及疝瘕、少腹痛。寸口脉沉而横，曰胁下有积，腹中有横积痛。寸口脉沉而喘，曰寒热。脉盛滑坚者，曰病在外。脉小实而坚者，病在内。脉小弱以涩，谓之久病。脉滑浮而疾者，谓之新病。脉急者曰疝瘕、少腹痛。脉滑曰风，脉涩曰痹。缓而滑曰热中。盛而紧曰胀。〔批〕此言寸口之脉可以验诸病也。

脉从阴阳，病易已。脉逆阴阳，病难已。

脉得四时之顺，曰病无他。脉反四时及不间脏，曰难已。

臂多青脉，曰脱血。尺脉缓涩，谓之解㑊。〔批〕解㑊谓强不强，弱不弱，热不热，寒不寒，解解㑊㑊然，不可名之也①。安卧脉盛，谓之脱血。尺②涩脉③滑，谓之多汗。尺寒脉细，谓之后泄。脉尺粗常热者，谓之热中。〔批〕此以诊尺而知诸病也。

肝见庚辛死，心见壬癸死，脾见甲乙死，肺见丙丁死，肾见戊己死，是谓真脏见，皆死。

颈脉动喘疾咳，曰水。目裹微肿，如卧蚕起之状，曰水。溺黄赤安卧者，黄疸。已食如饥者，胃疸。面肿曰风。足胫肿曰水。目黄曰黄疸。〔批〕此言论证而可以辨诸病也。

妇人手少阴脉动甚者，妊子也。

脉有逆从四时，未有脏形，春夏而脉瘦，秋冬而脉浮大，命曰逆四时也。

风热而脉静，泄而脱血脉实，病在中脉虚，病在外脉涩坚者，皆难治，命曰反四时也。

人以水谷为本，故人绝水谷则死，脉无胃气亦死。所谓无胃气者，但得真脏脉，不得胃气也。所谓脉不得胃气者，肝不弦，肾不石也。〔批〕此言五脏元真之气皆胃腑水谷所生也。

---

① 解㑊……不可名之也：语本《素问》王冰注。
② 尺：指尺肤。
③ 脉：指寸口脉。

太阳脉至，洪大以长；少阳脉至，乍数乍疏，乍短乍长；阳明脉至，浮大而短。〔批〕无三阴脉，应古文缺也。

夫平心脉来，累累如连珠，如循琅玕①，曰心平，夏以胃气为本。病心脉来，喘喘连属，其中微曲，曰心病。死心脉来，前曲后居，如操带钩，曰心死。

平肺脉来，厌厌聂聂，如落榆荚，曰肺平，秋以胃气为本。病肺脉来，不上不下，如循鸡羽，曰肺病。死肺脉来，如物之浮，如风吹毛，曰肺死。

平肝脉来，耎弱招招，如揭长竿末梢，曰肝平，春以胃气为本。病肝脉来，盈实而滑，如循长竿，曰肝病。死肝脉来，急益劲，如新张弓弦，曰肝死。

平脾脉来，和柔相离，如鸡践地，曰脾平，长夏以胃气为本。病脾脉来，实而盈数，如鸡举足，曰脾病。死脾脉来，锐坚如乌之喙，如鸟之距，如屋之漏，如水之流，曰脾死。

平肾脉来，喘喘累累如钩，按之而坚，曰肾平，冬以胃气为本。病肾脉来，如引葛，按之益坚，曰肾病。死肾脉来，发如夺索，辟辟如弹石，曰肾死。

玉机真脏论

黄帝问曰：春脉如弦，何如而弦？岐伯对曰：春脉者肝也，东方木也，万物之所以始生也。故其气来耎弱轻虚而滑，端直以长，故曰弦，反此者病。帝曰：何如而反？岐伯曰：其气来实而强，此谓太过，病在外；其气来不实而微，此谓不及，病在中。帝曰：春脉太过与不及，其病皆何如？岐伯曰：太过则

① 琅玕（lánggān 郎干）：似珠玉的美石。此处比喻脉的圆滑。

令人善忘，〔批〕"忘"当作"怒"。忽忽眩冒而巅疾；其不及则令人胸痛引背，下则两胁胠满。

帝曰：夏脉如钩，何如而钩？岐伯曰：夏脉者心也，南方火也，万物之所以盛长也，故其气来盛去衰，故曰钩，反此者病。帝曰：何如而反？岐伯曰：其气来盛去亦盛，此谓太过，病在外；其气来不盛去反盛，此谓不及，病在中。帝曰：夏脉太过与不及，其病皆何如？岐伯曰：太过则令人身热而肤痛，为浸淫；其不及则令人烦心，上见咳唾，下为气泄。〔批〕越人肝心肺肾四脏脉俱以强实为太过，虚微为不及，与《素问》不同①。

帝曰：秋脉如浮，何如而浮？岐伯曰：秋脉者肺也，西方金也，万物之所以收成也，故其气来轻虚以浮，来急去散，故曰浮，反此者病。帝曰：何如而反？岐伯曰：其气来毛而中央坚，两傍虚，此谓太过，病在外。其气来，毛而微，此谓不及，病在中。帝曰：秋脉太过与不及，其病皆何如？岐伯曰：太过则令人逆气而背痛，愠愠然；〔批〕愠愠，忧郁不舒之貌。其不及则令人喘，呼吸少气而咳，上气见血，下闻病音。

帝曰：冬脉如营，何如而营？岐伯曰：冬脉者肾也，北方水也，万物之所以合藏也。故其气来，沉以搏，故曰营，反此者病。帝曰：何如而反？岐伯曰：其气来如弹石者，此谓太过，病在外，其去如数者，此谓不及，病在中。帝曰：冬脉太过与不及，其病皆何如？岐伯曰：太过则令人解㑊，脊脉痛而少气不欲言；其不及则令人心悬如病饥，䏚中清，〔批〕䏚，弭沼切，音秒。䏚在季胁下，侠胁两旁空软处也。肾外当䏚，故䏚中冷也②。

---

① 越人……与素问不同：语见《素问》林亿《新校正》。
② 䏚在季胁下……中冷也：语本《素问》王冰注。

脊中痛，少腹满，小便变。

帝曰：四时之序，逆从之变异也，然脾脉独何主？岐伯曰：脾脉者土也，孤脏以灌四旁者也。帝曰：然则脾善恶可得见之乎？岐伯曰：善者不可得见，恶者可见。帝曰：恶者何如可见？岐伯曰：其来如水之流者，此谓太过，病在外；如鸟之喙者，此谓不及，病在中。帝曰：夫子言脾为孤脏，中央土以灌四旁，其太过与不及，其病皆何如？岐伯曰：太过则令人四肢不举，其不及则令人九窍不通，名曰重强。

五脏受气于其所生，传之于其所胜。气舍于其所生，死于其所不胜。病之且死，必先传行至其所不胜，病乃死。此言气之逆行也。故死。肝受气于心，传之于脾。气舍于肾，至肺而死。心受气于脾，传之于肺，气舍于肝，至肾而死。脾受气于肺，传之于肾，气舍于心，至肝而死。肺受气于肾，传之于肝，气舍于脾，至心而死。肾受气于肝，传之于心，气舍于肺，至脾而死。此皆逆死也。一日一夜五分之，此所以占死生之早暮也。〔批〕生，《甲乙经》作“者”字，云“占死者之早暮”[1]。

是故风者百病之长也。今风寒客于人，使人毫毛毕直，皮肤闭而为热，当是之时，可汗而发也；或痹不仁肿痛，当是之时，可汤熨及火灸刺而去之。弗治，病入舍于肺，名曰肺痹，发咳上气。弗治，肺即传而行之肝，病名曰肝痹，一名曰厥，胁痛出食，当是之时，可按若刺耳。弗治，肝传之脾，病名曰脾风，发瘅，腹中热，烦心出黄。当此之时，可按可药可浴。弗治，脾传之肾，病名曰疝瘕，少腹冤热而痛，出白，一名曰蛊，当此之时，可按可药。弗治，肾传之心，病筋脉相引而急，病名曰瘛，

---

① 生……死者之早暮：语本《素问》林亿《新校正》。

当此之时，可灸可药。弗治，满十日法当死。肾因传之心，心即复反传而行之肺，发寒热，法当三岁死，此病之次也。

然其卒发者，不必治于传，或其传化有不以次，不以次入者，忧恐悲喜怒，令不得以其次，故令人有大病矣。因而喜大虚则肾气乘矣，怒则肝气乘矣，悲则肺气乘矣，恐则脾气乘矣，忧则心气乘矣，此其道也。

大骨枯槁，大肉陷下，胸中气满，喘息不便，其气动形，期六月死，真脏脉见，乃予之期日。〔批〕此肺之脏也。大骨枯槁，大肉陷下，胸中气满，喘息不便，内痛引肩项，期一月死，真脏见，乃予之期日。〔批〕此心之脏也。大骨枯槁，大肉陷下，胸中气满，喘息不便，内痛引肩项，身热脱肉破䐃，真脏见，十月之内死。〔批〕此脾之脏也。大骨枯槁，大肉陷下，肩髓内消，动作益衰，真脏来见，期一岁死，见其真脏，乃予之期日。〔批〕此肾之脏也。"来"当作"未"。大骨枯槁，大肉陷下，胸中气满，腹内痛，心中不便，肩项身热，破䐃脱肉，目眶陷，真脏见，目不见人，立死，其见人者，至其所不胜之时则死。〔批〕此肝之脏也。

急虚身中卒至，五脏绝闭，脉道不通，气不往来，譬于堕溺，不可为期。其脉绝不来，若人一息五六至，其形肉不脱，真脏虽不见，犹死也。〔批〕按人一息脉五六至，何得为死？必息字误，"息"当作"呼"乃是①。

真肝脉至，中外急如循刀刃，责责然，如按琴瑟弦，色青白不泽，毛折，乃死。真心脉至，坚而搏，如循薏苡子累累然，色赤黑不泽，毛折，乃死。真肺脉至，大而虚，如以毛羽中人

① 按人一息脉……乃是：语见《素问》林亿《新校正》。

肤，色白赤不泽，毛折，乃死。真肾脉至，搏而绝，如指弹石辟辟然，色黑黄不泽，毛折，乃死。真脾脉至，弱而乍数乍疏，色黄青不泽，毛折，乃死。诸真脏脉见者，皆死不治也。

黄帝曰：见真脏曰死，何也？岐伯曰：五脏者，皆禀气于胃，胃者五脏之本也。脏气者，不能自致于手太阴，必因于胃气，乃至于手太阴也，故五脏各以其时，自为而至于手太阴也。故邪气胜者，精气衰也。故病甚者，胃气不能与之俱至于手太阴，故真脏之气独见，独见者病胜脏也，故曰死。

黄帝曰：凡治病，察其形气色泽，脉之盛衰，病之新故，乃治之，无后其时。形气相得，谓之可治；色泽以浮，谓之易已；脉从四时，谓之可治；脉弱以滑，是有胃气，命曰易治，取之以时。形气相失，谓之难治；色夭不泽，〔批〕夭，谓不明而恶。不泽，谓枯燥也①。谓之难已；脉实以坚，谓之益甚；脉逆四时，为不可治。必察四难，而明告之。

所谓逆四时者，春得肺脉，夏得肾脉，秋得心脉，冬得脾脉，其至皆悬绝沉涩者，命曰逆四时。

黄帝曰：余闻虚实以决死生，愿闻其情。岐伯曰：五实死，五虚死。帝曰：愿闻五实五虚。岐伯曰：脉盛，皮热，腹胀，前后不通，闷瞀②，〔批〕瞀，莫候切，音茂。乱也。《楚辞③·九章》中"闷瞀之忳忳④"，注"烦乱"也。此谓五实。脉细，皮寒，气少，泄利前后，饮食不入，此谓五虚。帝曰：其时有生者何

---

① 夭谓不明……枯燥也：语见《素问》王冰注。
② 闷瞀（mào 貌）：昏闷而烦乱。
③ 楚辞：书名。西汉·刘向辑。收录有屈原、宋玉、王褒、贾谊、严忌等人的辞赋及刘向自己的作品《九叹》，共计十六篇。全书以屈原作品为主，其余各篇也都承袭屈赋的形式。
④ 忳忳（túntún 屯屯）：忧愁貌。

也？岐伯曰：浆粥入胃，泄注止，则虚者活；身汗得后利，则实者活。此其候也。

三部九候论

黄帝问曰：愿闻天地之至数，合于人形，血气通，决死生，为之奈何？岐伯曰：天地之至数，始于一，终于九焉。一者天，二者地，三者人，因而三之，三三者九，以应九野。故人有三部，部有三候，以决死生，以处百病，以调虚实，而除邪疾。

帝曰：何谓三部？岐伯曰：有下部，有中部，有上部，部各有三候，三候者，有天有地有人也，必指而导之，乃以为真。上部天，两额之动脉；上部地，两颊之动脉；上部人，耳前之动脉。中部天，手太阴也；中部地，手阳明也；中部人，手少阴也。下部天，足厥阴也；下部地，足少阴也；下部人，足太阴也。故下部之天以候肝，地以候肾，人以候脾胃之气。帝曰：中部之候奈何？岐伯曰：亦有天，亦有地，亦有人。天以候肺，地以候胸中之气，人以候心。帝曰：上部以何候之？岐伯曰：亦有天，亦有地，亦有人。天以候头角之气，地以候口齿之气，人以候耳目之气。三部者，各有天，各有地，各有人。三而成天，三而成地，三而成人。三而三之，合则为九，九分为九野，九野为九脏。故神脏五，形脏四，合为九脏。五脏已败，其色必夭，夭必死矣。〔批〕按：后世三部法以手之寸关尺为主，而此篇脉法以头面为上部，手为中部，足为下部也。

帝曰：以候奈何？岐伯曰：必先度其形之肥瘦，以调其气之虚实，实则泻之，虚则补之。必先去其血脉，而后调之，无问其病，以平为期。

帝曰：决死生奈何？岐伯曰：形盛脉细，少气不足以息者危。形瘦脉大，胸中多气者死。形气相得者生。参伍不调者病。三部九候皆相失者死。目内陷者死。〔批〕参伍不调，参，三也，伍，五也。谓或三或五，其数不调也。大肠之脉，起于目内眦。目内陷者，太阳绝也。

帝曰：何以知病之所在？岐伯曰：察九候，独小者病，独大者病，独疾者病，独迟者病，独热者病，独寒者病，独陷下者病。

帝曰：冬阴夏阳奈何？岐伯曰：九候之脉，皆沉细悬绝者为阴，主冬，故以夜半死。盛躁喘数者为阳，主夏，故以日中死。是故寒热病者，以平旦死。热中及热病者，以日中死。病风者，以日夕死。病水者，以夜半死。其脉乍疏乍数乍迟乍疾者，日乘四季死。

形肉已脱，九候虽调，犹死。七诊虽见，九候皆从者不死。所言不死者，风气之病及经月之病，似七诊之病而非也，故言不死。〔批〕风病之诊，脉大而数。经月①之病，脉小以微，虽候与七诊之状略同而死生之证乃异，故不死也②。若有七诊之病，其脉候亦败者死矣，必发哕噫。

必审问其所始病，与今之所方病，而后各切循其脉，视其经络浮沉，以上下逆从循之，其脉疾者不病，其脉迟者病，脉不往来者死，皮肤著者死。

瞳子高者，太阳不足。戴眼者，太阳已绝。此决死生之要，不可不察也。

---

① 经月：原作"月经"，据经文乙转，指经脉间轻病。
② 风病之诊……故不死也：语本《素问》王冰注，"诊"、"脉"互倒。

经脉别论

黄帝问曰：人之居处动静勇怯，脉亦为之变乎？岐伯对曰：凡人之惊恐恚劳动静，皆为变也。是以夜行则喘出于肾，淫气病肺。有所堕恐，喘出于肝，淫气害脾。有所惊恐，喘出于肺，淫气伤心。渡水跌仆，喘出于肾与骨，当是之时，勇者气行则已，怯者则著而为病也。故曰：诊病之道，观人勇怯，骨肉皮肤，能知其情，以为诊法也。

故饮食饱甚，汗出于胃。惊而夺精，汗出于心。持重远行，汗出于肾。疾走恐惧，汗出于肝。摇体劳苦，汗出于脾。故春秋冬夏四时阴阳，生病起于过用，此为常也。

食气入胃，散精于肝，淫气于筋。食气入胃，浊气归心，〔批〕浊气，谷气也①。淫精于脉。脉气流经，经气归于肺，肺朝百脉，输精于皮毛。毛脉合精，行气于府。〔批〕府，谓气之所聚处，是谓气海，在两乳间，名曰膻中也②。府精神明，留于四脏，气归于权衡。权衡以平，气口成寸，以决死生。饮入于胃，游溢精气，上输于脾。脾气散精，上归于肺，通调水道，下输膀胱。水精四布，五经并行，合于四时五脏阴阳，揆度以为常也。
〔批〕按：饮入于胃以下，乃言饮而不言食也。

脏气法时论

黄帝问曰：合人形以法四时五行而治，何如而从？何如而逆？得失之意，愿闻其事。岐伯对曰：肝苦急，急食甘以缓之。

---

① 浊气谷气也：语见《素问》王冰注。
② 府……名曰膻中也：语见《素问》王冰注。

心苦缓，急食酸以收之。脾苦湿，急食苦以燥之。肺苦气上逆，急食苦以泄之。肾苦燥，急食辛以润之。开腠理，致津液，通气也。

肝欲散，急食辛以散之，用辛补之，酸泻之。心欲软，急食咸以软之，用咸补之，甘泻之。脾欲缓，急食甘以缓之，用苦泻之，甘补之。肺欲收，急食酸以收之，用酸补之，辛泻之。肾欲坚，急食苦以坚之，用苦补之，咸泻之。

夫邪气之客于身也，以胜相加，至其所生而愈，至其所不胜而甚，至于所生而持，自得其位而起。必先定五脏之脉，乃可言间甚之时，死生之期也。

肝病者，两胁下痛引少腹，令人善怒，虚则目䀧䀧无所见，耳无所闻，善恐如人将捕之，气逆，则头痛，耳聋不聪颊肿。

心病者，胸中痛，胁支满，胁下痛，膺背肩甲间痛，两臂内痛，虚则胸腹大，胁下与腰相引而痛。

脾病者，身重善肌肉痿，足不收，〔批〕按《甲乙经》作"善饥，肌肉痿。"《千金方》云："善饥，足痿不收。"① 行善瘛，脚下痛，虚则腹满肠鸣，飧泄食不化。

肺病者，喘咳逆气，肩背痛，汗出，尻阴股膝髀腨胻足皆痛，虚则少气不能报息，耳聋嗌干。

肾病者，腹大胫肿，喘咳身重，寝汗出，憎风，虚则胸中痛，大腹小腹痛，清厥意不乐。

毒药攻邪，五谷为养，五果为助，五畜为益，五菜为充，气味合而服之，以补精益气。此五者，有辛酸甘苦咸，各有所利，或散或收，或缓或急，或坚或软，四时五脏，病随五味所

---

① 按甲乙经……足痿不收：语见《素问》林亿《新校正》。

宜也。

宣明五气篇

五味所入：酸入肝，辛入肺，苦入心，咸入肾，甘入脾，是谓五入。

五气所病：心为噫，肺为咳，肝为语，脾为吞，肾为欠为嚏，胃为气逆，为哕为恐，大肠小肠为泄，下焦溢为水，膀胱不利为癃，不约为遗溺，胆为怒，是谓五病。

五精所并：精气并于心则喜，并于肺则悲，并于肝则忧，并于脾则畏，并于肾则恐，是谓五并，虚而相并者也。

五脏所恶：心恶热，肺恶寒，肝恶风，脾恶湿，肾恶燥，是谓五恶。

五脏化液：心为汗，肺为涕，肝为泪，脾为涎，肾为唾，是谓五液。

五味所禁：辛走气，气病无多食辛；咸走血，血病无多食咸；苦走骨，骨病无多食苦；甘走肉，肉病无多食甘；酸走筋，筋病无多食酸。是谓五禁。〔批〕皇甫士安云："咸先走肾，此云走血者，肾合三焦，血脉虽属肝心，而为中焦之道，故咸入而走血也。苦走心，此云走骨者，水火相济，骨气通于心也。"[1]

五病所发：阴病发于骨，阳病发于血，阴病发于肉，阳病发于冬，阴病发于夏，是谓五发。

五邪所乱：邪入于阳则狂，邪入于阴则痹，搏阳则为巅疾，

[1] 皇甫士安云……通于心也：语见《素问》林亿《新校正》。皇甫士安指皇甫谧（215—282）。幼名静，字士安，自号玄晏先生。安定郡朝那县（今甘肃省灵台县）人，后徙居新安（今河南新安县）。三国西晋时期学者、医学家、史学家，其著作《针灸甲乙经》是我国第一部针灸学的专著。

搏阴则为瘖，〔批〕瘖，于金切，音因。不能言也。阳入之阴则静，阴出之阳则怒，是谓五乱。

五脏所藏：心藏神，肺藏魄，肝藏魂，脾藏意，肾藏志，是谓五脏所藏。

五劳所伤：久视伤血，久卧伤气，久坐伤肉，久立伤骨，久行伤筋，是谓五劳所伤。

血气形志篇

夫人之常数，太阳常多血少气，少阳常少血多气，阳明常多气多血，少阴常少血多气，厥阴常多血少气，太阴常多气少血。

足太阳与少阴为表里，少阳与厥阴为表里，阳明与太阴为表里，是为足阴阳也。手太阳与少阴为表里，少阳与心主为表里，阳明与太阴为表里，是为手之阴阳也。

宝命全形论

黄帝问曰：人生有形，不离阴阳，天地合气，别为九野，分为四时，月有小大，日有短长，万物并至，不可胜量，虚实呿吟，〔批〕呿，丘据切，借音去，亦作欤。张口貌。敢问其方？岐伯曰：木得金而伐，火得水而灭，土得木而达，金得火而缺，水得土而绝，万物尽然，不可胜竭。

八正神明论

黄帝问曰：用针之服，必有法则焉，今何法何则？岐伯对曰：凡刺之法，必候日月星辰四时八正之气，气定乃刺之。是故天温日明，则人血淖液而卫气浮，故血易泻，气易行；天寒日阴，则人血凝泣而卫气沉。〔批〕泣，与涩通。谓如雪在水中，凝住而不行去也。月始生，则血气始精，卫气始行；月郭满，则血气实，肌肉坚；月郭空，则肌肉减，经络虚，卫气去，形独居。是以因天时而调血气也。是以天寒无刺，天温无疑。月生无泻，月满无补，月郭空无治，是谓得时而调之。

离合真邪论

黄帝问曰：余愿闻邪气之在经也，其病人何如？取之奈何？岐伯对曰：夫圣人之起度数，必应于天地，故天有宿度，地有经水，人有经脉。〔批〕宿，二十八宿也。度，三百六十五度也。经水者，地之十二经水也。经脉者，人之十二经脉也①。天地温和，则经水安静；天寒地冻，则经水凝泣；天暑地热，则经水沸溢；卒风暴起，则经水波涌而陇起。夫邪之入于脉也，寒则血凝泣，暑则气淖泽，虚邪因而入客，亦如经水之得风也，经之动脉，其至也亦时陇起，其行于脉中循循然，其至寸口中手也，时大时小，大则邪至，小则平，其行无常处，在阴与阳，不可为度，从而察之，三部九候，卒然逢之，早遏其路。

---

① 宿……十二经脉也：语本《素问》王冰注。

素问中卷

通评虚实论

黄帝问曰：何谓虚实？岐伯对曰：邪气盛则实，精气夺则虚。

帝曰：虚实何如？岐伯曰：气虚者肺虚也，气逆者足寒也，非其时则生，当其时则死。余脏皆如此。

帝曰：何谓重实？岐伯曰：所谓重实者，言大热病，气热脉满，是谓重实。

帝曰：经络俱实何如？何以治之？岐伯曰：经络皆实，是寸脉急而尺缓也，皆当治之，故曰滑则从，涩则逆也。〔批〕物之生则滑利，物之死则枯涩，故涩为逆，滑为顺也①。夫虚实者，皆从其物类始，故五脏骨肉滑利，可以长久也。

帝曰：络气不足，经气有余，何如？岐伯曰：络气不足，经气有余者，脉口热而尺寒也，秋冬为逆，春夏为从，治主病者。

帝曰：经虚络满，何如？岐伯曰：经虚络满者，尺热满脉口寒涩也，此春夏死秋冬生也。

帝曰：何谓重虚？岐伯曰：脉气上虚尺虚，是谓重虚。〔批〕《甲乙经》作"脉虚气虚尺虚，是谓重虚。"此少一"虚"字，多一"上"字②。

---

① 物之生……滑为顺也：语本《素问》王冰注。
② 《甲乙经》作……多一"上"字：语见《素问》林亿《新校正》。

帝曰：乳子而病热，脉悬小者，何如？岐伯曰：手足温则生，寒则死。帝曰：乳子中风热，喘鸣肩息者，脉何如？岐伯曰：喘鸣肩息者，脉实大也，缓则生，急则死。

帝曰：肠澼便血何如？岐伯曰：身热则死，寒则生。帝曰：肠澼下白沫何如？岐伯曰：脉沉则生，脉浮则死。帝曰：肠澼下脓血何如？岐伯曰：脉悬绝则死，滑大则生。帝曰：肠澼之属，身不热，脉不悬绝何如？岐伯曰：滑大者曰生，悬涩者曰死，以脏期之。〔批〕阴病而见阳脉，与证相反，故死①。

帝曰：癫疾何如？岐伯曰：脉搏大滑，久自已；脉小坚急，死不治。〔批〕脉小坚急为阴，阳病而见阴脉，故死不治②。帝曰：癫疾之脉，虚实何如？岐伯曰：虚则可治，实则死。

帝曰：消瘅虚实何如？岐伯曰：脉实大，病久可治；脉悬小坚，病久不可治。

太阴阳明论

黄帝问曰：太阴阳明为表里，脾胃脉也，生病而异者何也？岐伯对曰：阴阳异位，更虚更实，更逆更从，或从内，或从外，所从不同，故病异名也。帝曰：愿闻其异状也。岐伯曰：阳者，天气也，主外；阴者，地气也，主内。故阳道实，阴道虚。故犯贼风虚邪者，阳受之；食饮不节，起居不时者，阴受之。阳受之则入六腑，阴受之则入五脏。入六腑则身热不时卧，上为喘呼；入五脏，则膜满闭塞，下为飧泄，久为肠澼。故喉主天气，咽主地气。故阳受风气，阴受湿气。故阴气从足上行至头，

① 阴病……故死：语见《素问》王冰注。
② 脉小……不治：语见《素问》王冰注。

而下行循臂至指端；阳气从手上行至头，而下行至足。故曰阳病者，上行极而下；阴病者，下行极而上。故伤于风者，上先受之；伤于湿者，下先受之。〔批〕此言土者生万物而法天地，天气下降，地气上升，是以上下四旁，无处不到也。

帝曰：脾病而四肢不用何也？岐伯曰：四肢皆禀气于胃，而不得至经，必因于脾，乃得禀也。今脾病不能为胃行其津液，四肢不得禀水谷气，气日以衰，脉道不利，筋骨肌肉，皆无气以生，故不用焉。

帝曰：脾不主时何也？岐伯曰：脾者土也，治中央，常以四时长四脏，各十八日寄治，不得独主于时也。脾脏者常著胃土之精也，土者生万物而法天地，故上下至头足，不得主时也。〔批〕此言脾之所以长王于四脏者，得胃土之精也。

帝曰：脾与胃以膜相连耳，而能为之行其津液何也？岐伯曰：足太阴者三阴也，其脉贯胃属脾络嗌，故太阴为之行气于三阴。阳明者表也，五脏六腑之海也，亦为之行气于三阳。脏腑各因其经而受气于阳明，故为胃行其津液。四肢不得禀水谷气，日以益衰，阴道不利，筋骨肌肉无气以生，故不用焉。

阳明脉解

黄帝问曰：足阳明之脉病，恶人与火，闻木音则惕然而惊，钟鼓不为动，闻木音而惊何也？愿闻其故。岐伯对曰：阳明者胃脉也，胃者土也，故闻木音而惊者，土恶木也。帝曰：其恶火何也？岐伯曰：阳明主肉，其脉血气盛，邪客之则热，热甚则恶火。帝曰：其恶人何也？岐伯曰：阳明厥则喘而惋，〔批〕惋，乌贯切，音腕，读若玩。惊叹也。惋则恶人。

帝曰：或喘而死者，或喘而生者，何也？岐伯曰：厥逆连脏则死，连经则生。

帝曰：病甚则弃衣而走，登高而歌，或至不食数日，踰垣上屋，所上之处，皆非其素所能也，病反能者何也？岐伯曰：四肢者，诸阳之本也，阳盛则四肢实，实则能登高也。帝曰：其弃衣而走者何也？岐伯曰：热盛于身，故弃衣欲走也。帝曰：其妄言骂詈，不避亲疏而歌者何也？岐伯曰：阳盛则使人妄言骂詈不避亲疏，而不欲食，不欲食故妄走也。〔批〕此言热盛于形身之外内上下，而见证之各有不同也。

热 论

黄帝问曰：今夫热病者，皆伤寒之类也，或愈或死，其死皆以六七日之间，其愈皆以十日以上者何也？不知其解，愿闻其故。岐伯对曰：巨阳者，诸阳之属也，其脉连于风府，故为诸阳主气也。人之伤于寒也，则为病热，热虽甚不死；其两感于寒而病者，必不免于死。

帝曰：愿闻其状。岐伯曰：伤寒一日，巨阳受之，故头项痛，腰脊强。二日阳明受之，阳明主肉，其脉侠鼻络于目，故身热目疼而鼻干，不得卧也。三日少阳受之，少阳主胆，其脉循胁络于耳，故胸胁痛而耳聋。三阳经络皆受其病，而未入于脏者，故可汗而已。四日太阴受之，太阴脉布胃中络于嗌，故腹满而嗌干。五日少阴受之，少阴脉贯肾络于肺，系舌本，故口燥舌干而渴。六日厥阴受之，厥阴脉循阴器而络于肝，故烦满而囊缩。三阴三阳，五脏六腑皆受病，荣卫不行，五脏不通，则死矣。其不两感于寒者，七日巨阳病衰，头痛少愈；八日阳明病衰，身热少愈；九日少阳病衰，耳聋微闻；十日太阴病衰，腹减如故，则思饮食；十一日少阴病衰，渴止不满，舌干已而嚏；十二日厥阴病衰，囊纵少腹微下，大气皆去，〔批〕大气，谓大邪之气也①。病日已矣。

帝曰：治之奈何？岐伯曰：治之各通其脏脉，病日衰已矣。其未满三日者，可汗而已；其满三日者，可泄而已。〔批〕此言表里之大体也②。

帝曰：热病已愈，时有所遗者何也？岐伯曰：诸遗者，热甚而强食之，故有所遗也。若此者，皆病已衰而热有所藏，因其谷气相薄，两热相合，故有所遗也。帝曰：善。治遗奈何？岐伯曰：视其虚实，调其逆从，可使必已矣。帝曰：病热当何禁之？岐伯曰：病热少愈，食肉则复，〔批〕复，谓复旧病也③。多食则遗，此其禁也。

帝曰：其病两感于寒者，其脉应与其病形何如？岐伯曰：两感于寒者，病一日则巨阳与少阴俱病，则头痛口干而烦满；二日则阳明与太阴俱病，则腹满身热，不欲食谵言；〔批〕谵言，谓妄谬而不次也④。三日则少阳与厥阴俱病，则耳聋囊缩而厥，水浆不入，不知人，六日死。帝曰：五脏已伤，六腑不通，荣卫不行，如是之后，三日乃死何也？岐伯曰：阳明者，十二经脉之长也，其血气盛，故不知人，三日其气乃尽，故死矣。

凡病伤寒而成温者，先夏至日者为病温，后夏至日者为病暑，暑当与汗皆出，勿止。

---

① 大气……之气也：语见《素问》王冰注。
② 此言……大体也：语见《素问》王冰注。
③ 复……旧病也：语见《素问》王冰注。
④ 谵言……不次也：语见《素问》王冰注。

刺热篇

肝热病者，小便先黄，腹痛多卧身热，热争则狂言及惊，胁满痛，手足躁，不得安卧，庚辛甚，甲乙大汗，气逆则庚辛死，刺足厥阴少阳，其逆则头痛员员，〔批〕员员，王注谓"似急也"。脉引冲头也。

心热病者，先不乐，数日乃热，热争则卒心痛，烦闷善呕，头痛面赤无汗。刺手少阴太阳。

脾热病者，先头重颊痛，烦心颜青，欲呕身热，热争则腰痛不可用俯仰，腹满泄，两颔痛。刺足太阴阳明。

肺热病者，先淅然厥，起毫毛，恶风寒，舌上黄身热。热争则喘咳，痛走胸膺背，不得太息，头痛不堪，汗出而寒。刺手太阴阳明，出血如大豆，立已。

肾热病者，先腰痛胻酸，苦渴数饮，身热，热争则项痛而强，胻寒且酸，足下热，不欲言，其逆则项痛员员澹澹然。〔批〕澹澹，王注"为似欲不定也"。刺足少阴太阳。〔批〕凡经言刺法宜在何经，即可为药石之准。

肝热病者，左颊先赤；心热病者，颜先赤；〔批〕颜，额也①。脾热病者，鼻先赤；肺热病者，右颊先赤；肾热病者，颐先赤。

评热病论

黄帝问曰：有病温者，汗出辄复热，而脉躁疾，不为汗衰，狂言不能食，病名为何？岐伯对曰：病名阴阳交，〔批〕交，谓

---

① 颜额也：语见《素问》王冰注。

交合，阴阳之气不分别也①。交者死也。帝曰：愿闻其说。岐伯曰：人所以汗出者，皆生于谷，谷生于精。今邪气交争于骨肉而得汗者，是邪却而精胜也。精胜则当能食而不复热，复热者邪气也，汗者精气也，今汗出而辄复热者，是邪胜也，不能食者，精无俾也，〔批〕无俾，言无可使为汗也②。病而留者，其寿可立而倾也。且夫《热论》③曰：汗出而脉尚躁盛者死。今脉不与汗相应，此不胜其病也，其死明矣。狂言者是失志，失志者死。今见三死，不见一生，虽愈必死也。

帝曰：有病身热汗出烦满，烦满不为汗解，此为何病？岐伯曰：汗出而身热者风也，汗出而烦满不解者厥也，病名曰风厥。帝曰：愿卒闻之。岐伯曰：巨阳主气，故先受邪，少阴与其为表里也，得热则上从之，〔批〕上从之，谓少阴随从于太阳而上也④。从之则厥也。

帝曰：劳风为病何如？〔批〕劳，谓肾劳也⑤。岐伯曰：劳风法在肺下，其为病也，使人强上冥视，唾出若涕，恶风而振寒，此为劳风之病。帝曰：治之奈何？岐伯曰：以救俯仰。巨阳引精者三日，中年者五日，不精者七日，咳出青黄涕，其状如脓，大如弹丸，从口中若鼻中出，不出则伤肺，伤肺则死也。

帝曰：有病肾风者，面胕痝然壅，〔批〕胕，符遇切，与腑通。有风无切，音肤。足也。痝，莫江切。与厖通。痝然肿起貌。害于言，可刺不？岐伯曰：虚不当刺。不当刺而刺，后五日其气

---

① 交……分别也：语见《素问》王冰注。
② 无俾……汗也：语见《素问》王冰注。
③ 热论：指上古《热论》。
④ 上从之……而上也：语见《素问》王冰注。
⑤ 劳肾劳也：语见《素问》王冰注。

必至。帝曰：其至何如？岐伯曰：至必少气时热，时热从胸背上至头汗出，手热，口干苦渴，小便黄，目下肿，腹中鸣，身重难以行，月事不来，烦而不能食，不能正偃，正偃则咳，病名曰风水，邪之所凑，其气必虚，阴虚者阳必凑之，故少气时热而汗出也。小便黄者，少腹中有热也。不能正偃者，胃中不和也。正偃则咳甚，上迫肺也。诸有水气者，微肿先见于目下也。〔批〕考所释之义，未解"热从胸背上至头汗出手热口干苦渴"之义，应古论简脱，而此差谬之尔①。水者阴也，目下亦阴也，腹者至阴之所居，故水在腹者，必使目下肿也。真气上逆，故口苦舌干，卧不得正偃，正偃则咳出清水也。诸水病者，故不得卧，卧则惊，惊则咳甚也。腹中鸣者，病本于胃也。薄脾则烦不能食，食不下者，胃脘隔也。身重难以行者，胃脉在足也。月事不来者，胞脉闭也，胞脉者属心而络于胞中，今气上迫肺，心气不得下通，故月事不来也。

逆调论

黄帝问曰：人身非常温也，非常热也，为之热而烦满者何也？岐伯对曰：阴气少而阳气胜，故热而烦满也。

帝曰：人身非衣寒也，中非有寒气也，寒从中生者何？岐伯曰：是人多痹气也，阳气少，阴气多，故身寒如从水中出。

帝曰：人有四肢热，逢风寒如炙如火者何也？〔批〕按如炙如火，《太素》作"如炙于火"。当从《太素》之文②。岐伯曰：是人者阴气虚，阳气盛，四肢者阳也，两阳相得，而阴气虚少，

内经提要

四六

---

① 考所释……差谬之尔：语见《素问》王冰注。
② 按如炙……之文：语本《素问》林亿《新校正》。

少水不能灭盛火，而阳独治，独治者不能生长也，独胜而止耳，逢风而如炙如火者，是人当肉烁也。〔批〕烁，言消也，言久久此人当肉消削也①。

帝曰：人有身寒，汤火不能热，厚衣不能温，然不冻栗，是为何病？岐伯曰：是人者，素肾气胜，以水为事，太阳气衰，肾脂枯不长，一水不能胜两火，肾者水也，而生于骨，肾不生，则髓不能满，故寒甚至骨也。所以不能冻栗者，肝一阳也，心二阳也，肾孤脏也，一水不能胜二火，故不能冻栗，病名曰骨痹，是人当挛节也。

帝曰：人之肉苛者，〔批〕苛，谓瘴重。② 即不仁不用也。不仁者，不知寒热痛痒；不用者，不能举也。虽近衣絮，犹尚苛也，是谓何疾？岐伯曰：荣气虚，卫气实也。荣气虚则不仁，卫气虚则不用，荣卫俱虚，则不仁且不用，肉如故也，人身与志不相有，曰死。

帝曰：人有逆气不得卧而息有音者；有不得卧而息无音者；有起居如故而息有音者；有得卧，行而喘者；有不得卧，不能行而喘者，有不得卧，卧而喘者，皆何脏使然？愿闻其故。岐伯曰：不得卧而息有音者，是阳明之逆也，足三阳者下行，今逆而上行，故息有音也。阳明者，胃脉也，胃者，六腑之海，其气亦下行，阳明逆不得从其道，故不得卧也。《下经》曰：胃不和则卧不安。此之谓也。夫起居如故而息有音者，此肺之络脉逆也，络脉不得随经上下，故留经而不行，络脉之病人也微，故起居如故而息有音也。夫不得卧，卧则喘者，是水气之客也。

---

① 烁……消削也：语见《素问》王冰注。
② 苛谓瘴重：语见《素问》王冰注。

夫水者，循津液而流也，肾者水脏，主津液，主卧与喘也。

〔批〕寻经所解之旨，有不得卧而息无音，有得卧行而喘，有不得卧不能行而喘，此三义悉缺而未论，亦古之脱简也①。

疟 论

黄帝问曰：夫痎疟皆生于风，其蓄作有时者何也？岐伯对曰：疟之始发也，先起于毫毛，伸欠乃作，寒栗鼓颔，腰脊俱痛，寒去则内外皆热，头痛如破，渴欲冷饮。帝曰：何气使然？愿闻其道。岐伯曰：阴阳上下交争，虚实更作，阴阳相移也。阳并于阴，则阴实而阳虚，阴阳虚，则寒栗鼓颔也；巨阳虚，则腰背头项痛；三阳俱虚，则阴气胜，阴气胜则骨寒而痛；寒生于内，故中外皆寒；阳盛则外热，阴虚则内热，外内皆热则喘而渴，故欲冷饮也。此皆得之夏伤于暑，热气盛，藏于皮肤之内，肠胃之外，此荣气之所舍也。此令人汗空疏，腠理开，因得秋气，汗出遇风，及得之以浴，水气舍于皮肤之内，与卫气并居。卫气者，昼日行于阳，夜行于阴，此气得阳而外出，得阴而内薄，内外相薄，是以日作。〔批〕此言疟之始发所以寒，继而所以热。然所以成此疾者，以夏伤于暑，秋遇乎风，故随卫气出入，而一日一作也。

帝曰：其间日而作者何也？岐伯曰：其气之舍深，内薄于阴，阳气独发，阴邪内著，阴与阳争不得出，是以间日而作也。

帝曰：其作日晏与其日早者，何气使然？岐伯曰：邪气客于风府，循膂而下，卫气一日一夜大会于风府，其明日日下一节，故其作也晏，此先客于脊背也。每至于风府，则腠理开，

---

① 寻经……脱简也：语见《素问》王冰注。

腠理开，则邪气入，邪气入则病作，以此日作稍益晏也。其出于风府，日下一节，〔批〕节，谓脊骨之节①。二十五日下至骶骨，二十六日入于脊内，注于伏膂之脉，〔批〕伏膂之脉者，谓脊筋之间，肾脉之伏行者也②。其气上行，九日出于缺盆之中，其气日高，故作日益早也。

其间日发者，由邪气内薄于五脏，横连募原也，其道远，其气深，其行迟，不能与卫气俱行，不得皆出，故间日乃作也。

帝曰：夫子言卫气每至于风府，腠理乃发，发则邪气入，入则病作。今卫气日下一节，其气之发也，不当风府，其日作者奈何？岐伯曰：此邪气客于头项循膂而下者也，故虚实不同，邪中异所，则不得当其风府也。故邪中于头项者，气至头项而病；中于背者，气至背而病；中于腰脊者，气至腰脊而病；中于手足者，气至手足而病。卫气之所在，与邪气相合，则病作。故风无常府，卫气之所发，必开其腠理，邪气之所合，则其府也。

帝曰：夫风之与疟也，相似同类，而风独常在，疟得有时而休者何也？岐伯曰：风气留其处，故常在；疟气随经络沉以内薄，故卫气应乃作。

帝曰：疟先寒而后热者何也？岐伯曰：夏伤于大暑，其汗大出，腠理开发，因遇夏气凄沧之水寒，〔批〕水寒，《甲乙经》《太素》作"小寒"③。藏于腠理皮肤之中，秋伤于风，则病成矣。夫寒者阴气也，风者阳气也，先伤于寒而后伤于风，故先寒而后热也；病以时作，名曰寒疟。帝曰：先热而后寒者何也？

---

① 节……之节：语见《素问》王冰注。
② 伏膂……伏行者也：语见《素问》王冰注。
③ 水寒……小寒：语本《素问》林亿《新校正》。

岐伯曰：此先伤于风，而后伤于寒，故先热而后寒也，亦以时作，名曰温疟。其但热而不寒者，阴气先绝，阳气独发，则少气烦冤，手足热而欲呕，名曰瘅疟。〔批〕瘅，热也，极热为之也①。

夫疟之始发也，阳气并于阴，当是之时，阳虚而阴盛，外无气，故先寒栗也。阴气逆极，则复出之阳，阳与阴复并于外，则阴虚而阳实，故先热而渴。夫疟气者，并于阳则阳胜，并于阴则阴胜，阴胜则寒，阳胜则热。〔批〕此言阴阳之气交并，正气未分，而邪气方盛也。疟者，风寒之气不常也，病极则复。病之发也，如火之热，如风雨不可当也。故经言曰：方其盛时必毁，因其衰也，事必大昌。此之谓也。夫疟之未发也，阴未并阳，阳未并阴，因而调之，真气得安，邪气乃亡，故工不能治其已发，为其气逆也。〔批〕此言治未病也。

疟之且发也，阴阳之且移也，必从四末始也。阳已伤，阴从之，故先其时坚束其处，令邪气不得入，阴气不得出，审候见之，在孙络盛坚而血者皆取之，此真往而未得并者也。〔批〕此申明治未病之法也。

疟气者，必更盛更虚，当气之所在也，病在阳，则热而脉躁；在阴，则寒而脉静；极则阴阳俱衰，卫气相离，故病得休；卫气集，则复病也。

帝曰：时有间二日或至数日发，或渴或不渴，其故何也？岐伯曰：其间日者，邪气与卫气客于六腑，而有时相失，不能相得，故休数日乃作也。疟者，阴阳更胜也，或甚或不甚，故或渴或不渴。〔批〕此言疟之间二日及数日发者，以邪气与卫气不相

① 瘅……之也：语见《素问》王冰注。

值也。

其以秋病者寒甚，以冬病者寒不甚，以春病者恶风，以夏病者多汗。

温疟者，得之冬中于风，寒气藏于骨髓之中，至春则阳气大发，邪气不能自出，因遇大暑，脑髓烁，肌肉消，腠理发泄，或有所用力，邪气与汗皆出，此病藏于肾，其气先从内出之于外也。如是者，阴虚而阳盛，阳盛则热矣，衰则气复反入，〔批〕衰，谓病衰退也。复反入，谓入肾阴脉中①。入则阳虚，阳虚则寒矣。故先热而后寒，名曰温疟。

瘅疟者，肺素有热，气盛于身，厥逆上冲，中气实而不外泄，因有所用力，腠理开，风寒舍于皮肤之内、分肉之间而发，发则阳气盛，阳气盛而不衰则病矣。其气不及于阴，故但热而不寒，气内藏于心，而外舍于分肉之间，令人消烁脱肉，故命曰瘅疟。

刺疟篇

足太阳之疟，令人腰痛头重，寒从背起，先寒后热，熇熇暍暍然，〔批〕熇，火酷切，音臛。注："熇熇，甚热状。"暍，于歇切，音谒，亦作瘩、燭。王注："暍暍，热盛也。"《说文》："伤暑也。"热止汗出，难已，刺郄中出血。〔批〕郄，绮戟切。与郤隙通。

足少阳之疟，令人身体解㑊，寒不甚，热不甚，恶见人，见人心惕惕然，热多汗出甚，刺足少阳。

足阳明之疟，令人先寒，洒淅洒淅，寒甚久乃热，热去汗

---

① 衰……阴脉中：语见《素问》王冰注。

出，喜见日月光火气，乃快然，刺足阳明跗上。

足太阴之疟，令人不乐，好大息，不嗜食，多寒热汗出，病至则善呕，呕已乃衰，即取之。

足少阴之疟，令人呕吐甚，多寒热，热多寒少，欲闭户牖而处，其病难已。

足厥阴之疟，令人腰痛少腹满，小便不利如癃状，非癃也，数便，意恐惧，气不足，腹中悒悒，刺足厥阴。

肺疟者，令人心寒，寒甚热，热间善惊，如有所见者，刺手太阴阳明。

心疟者，令人烦心甚，欲得清水，反寒多，不甚热，刺手少阴。

肝疟者，令人色苍苍然，太息，其状若死者，刺足厥阴见血。

脾疟者，令人寒，腹中痛，热则肠中鸣，鸣已汗出，刺足太阴。

肾疟者，令人洒洒然，腰脊痛，宛转，大便难，目眴眴然，〔批〕眴眴，目摇动不明也。手足寒，刺足太阳少阴。

胃疟者，令人且病也，善饥而不能食，食而支满腹大，刺足阳明太阴横脉出血。

疟脉缓大虚，便宜用药，不宜用针。

凡治疟，先发如食顷，乃可以治，过之则失时也。

诸疟而脉不见，刺十指间出血，血去必已，先视身之赤如小豆者尽取之。

十二疟者，其发各不同时，察其病形，以知其何脉之病也。

气厥论

黄帝问曰：五脏六腑，寒热相移者何？岐伯曰：肾移寒于肝，痈肿少气。脾移寒于肝，痈肿筋挛。肝移寒于心，狂隔中。心移寒于肺，肺消，肺消者饮一溲二，死不治。肺移寒于肾，为涌水，涌水者，按腹不坚，水气客于大肠，疾行则鸣濯濯，如囊裹浆，水之病也。

脾移热于肝，则为惊衄。肝移热于心，则死。心移热于肺，传为膈消。肺移热于肾，传为柔痓。〔批〕痓，王注谓"骨痿强而不举"。考《广雅·释诂》，痓但训恶，无强意，痓当作痉。《说文》："痉，强急也。"肾移热于脾，传为虚，肠澼死，不可治。

胞移热于膀胱，则癃溺血。膀胱移热于小肠，膈肠不便，上为口糜。小肠移热于大肠，为虙瘕①，〔批〕虙，房六切，古伏字。为沉。大肠移热于胃，善食而瘦人，谓之食亦。胃移热于胆，亦曰食亦。〔批〕食亦者，谓食入移易而过，不生肌肤也。亦，易也②。胆移热于脑，则辛頞鼻渊，鼻渊者，浊涕下不止也，传为衄衊③瞑目，〔批〕衊，莫结切，音蔑。注："污血也。"故得之气厥也。

咳　论

黄帝问曰：肺之令人咳何也？岐伯对曰：五脏六腑皆令人咳，非独肺也。皮毛者肺之合也，皮毛先受邪气，邪气以从其合也。其寒饮食入胃，从肺脉上至于肺，则肺寒，肺寒则外内合邪，因而客之，则为肺咳。五脏各以其时受病，非其时，各传以与之。

---

① 虙（fú 福）瘕：指沉伏于腹中的积块。虙，同"伏"。瘕，腹中积块。
② 食亦者……易也：语见《素问》王冰注。
③ 衊（miè 灭）：鼻血，与"衄"义同。

肺咳之状，咳而喘息有音，甚则唾血。心咳之状，咳则心痛，喉中介介如梗状，甚则咽肿喉痹。肝咳之状，咳则两胁下痛，甚则不可以转，转则两胠下满。〔批〕胠，音区。王注："胠亦胁也。"脾咳之状，咳则右胁下痛，阴阴引肩背，甚则不可以动，动则咳剧。肾咳之状，咳则腰背相引而痛，甚则咳涎。

帝曰：六腑之咳奈何？安所受病？岐伯曰：五脏之久咳，乃移于六腑。脾咳不已，则胃受之，胃咳之状，咳而呕，呕甚则长虫出。〔批〕长虫，蛔虫也。肝咳不已，则胆受之，胆咳之状，咳呕胆汁。肺咳不已，则大肠受之，大肠咳状，咳而遗失①。〔批〕遗失，《甲乙经》作"遗矢"②。心咳不已，则小肠受之，小肠咳状，咳而失气，气与咳俱失。肾咳不已，则膀胱受之，膀胱咳状，咳而遗溺。久咳不已，则三焦受之，三焦咳状，咳而腹满，不欲食饮，此皆聚于胃，关于肺，使人多涕唾，而面浮肿气逆也。

帝曰：治之奈何？岐伯曰：治脏者治其俞，治腑者治其合，浮肿者治其经。

举痛论

黄帝问曰：愿闻人之五脏卒痛，何气使然？岐伯对曰：经脉流行不止，环周不休，寒气入经而稽迟，泣而不行，客于脉外则血少，客于脉中则气不通，故卒然而痛。帝曰：其痛或卒然而止者，或痛甚不休者，或痛甚不可按者，或按之而痛止者，或按之无益者，或喘动应手者，或心与背相引而痛者，或胁肋

---

① 遗失：《甲乙经》作"遗矢"，可从。"矢"是"屎"的本字。遗矢，指大便失禁而自遗。

② 遗失……遗矢：语本《素问》林亿《新校正》。

与少腹相引而痛者，或腹痛引阴股者，或痛宿昔而成积者，或卒然痛死不知人，有少间复生者，或痛而呕者，或腹痛而后泄者，或痛而闭不通者，凡此诸痛，各不同形，别之奈何？岐伯曰：寒气客于脉外则脉寒，脉寒则缩踡，缩踡则脉绌急，则外引小络，故卒然而痛，得炅则痛立止；〔批〕炅，古迥切，音炯。王注："热也。"因重中于寒，则痛久矣。寒气客于经脉之中，与炅气相薄则脉满，满则痛而不可按也，寒气稽留，炅气从上，则脉充大而血气乱，故痛甚不可按也。寒气客于肠胃之间，膜原之下，血不得散，小络急引故痛，按之则血气散，故按之痛止。寒气客于侠脊之脉，则深按之不能及，故按之无益也。寒气客于冲脉，冲脉起于关元，随腹直上，寒气客则脉不通，脉不通则气因之，故喘动应手矣。寒气客于背俞之脉则脉泣，脉泣则血虚，血虚则痛，其俞注于心，故相引而痛，按之则热气至，热气至则痛止矣。寒气客于厥阴之脉，厥阴之脉者，络阴器系于肝，寒气客于脉中，则血泣脉急，故胁肋与少腹相引痛矣。厥气客于阴股，寒气上及少腹，血泣在下相引，故腹痛引阴股。寒气客于小肠膜原之间，络血之中，血泣不得注于大经，血气稽留不得行，故宿昔而成积矣。寒气客于五脏，厥逆上泄，阴气竭，阳气未入，故卒然痛死不知人，气复反则生矣。寒气客于肠胃，厥逆上出，故痛而呕也。寒气客于小肠，小肠不得成聚，故后泄腹痛矣。热气留于小肠，肠中痛，瘅热焦渴，则坚干不得出，故痛而闭不通矣。〔批〕此言诸痛皆由寒气，惟痛而便闭不通，则以寒气稽留而化热也。

　　帝曰：余知百病生于气也，怒则气上，喜则气缓，悲则气消，恐则气下，寒则气收，炅则气泄，惊则气乱，劳则气耗，思则气结，九气不同，何病之生？岐伯曰：怒则气逆，甚则呕血及飧泄，故气上矣。喜则气和志达，荣卫通利，故气缓矣。悲则心系急，肺布叶举，而上焦不通，荣卫不散，热气在中，故气消矣。恐则精却，却则上焦闭，闭则气还，还则下焦胀，故气不行矣。寒则腠理闭，气不行，故气收矣。炅则腠理开，荣卫通，汗大泄，故气泄。惊则心无所倚，神无所归，虑无所定，故气乱矣。劳则喘息汗出，外内皆越，故气耗矣。思则心有所存，神有所归，正气留而不行，故气结矣。

腹中论

黄帝问曰：有病心腹满，旦食则不能暮食，此为何病？岐伯对曰：名为鼓胀。治之以鸡矢醴，一剂知，二剂已。

帝曰：有病胸胁支满者，妨于食，病至则先闻腥臊臭，出清液，先唾血，四肢清，目眩，时时前后血，病名为何？何以得之？岐伯曰：病名血枯，此得之年少时，有所大脱血，若醉入房中，气竭肝伤，故月事衰少不来也。以四乌鲗骨一藘茹二物并合之，丸以雀卵，大如小豆，以五丸为后饭，〔批〕后饭，谓饭后药先也①。饮以鲍鱼汁，利肠中及伤肝也。

帝曰：夫子数言热中消中，不可服高粱、芳草、石药。石药发瘨，芳草发狂。夫热中消中者，皆富贵人也，今禁高粱，是不合其心，禁芳草石药，是病不愈，愿闻其说。岐伯曰：夫芳草之气美，石药之气悍，二者其气急疾坚劲，故非缓心和人，不可以服此二者。夫热气慓悍，药气亦然，二者相遇，恐内伤脾。

帝曰：何以知怀子之且生也？岐伯曰：身有病而无邪脉也。

---

① 后饭……药先也：语本《素问》王冰注。

风 论

黄帝问曰：风之伤人也，或为寒热，或为热中，或为寒中，或为疠风，或为偏枯，或为风也，其病各异，其名不同，或内至五脏六腑，不知其解，愿闻其说。

岐伯对曰：风气藏于皮肤之间，内不得通，外不得泄，风者善行而数变，腠理开则洒然寒，闭则热而闷，其寒也则衰食饮，其热也则消肌肉，故使人怢慄，〔批〕怢，他骨切，音突。忽忘也。慄，力质切，音栗。惧也。王注："怢慄，卒振寒貌。"而不能食，名曰寒热。〔批〕此言风邪客于皮腠而为寒热也。

风气与阳明入胃，循脉而上至目内眦，其人肥则风气不得外泄，则为热中而目黄；人瘦则外泄而寒，则为寒中而泣出。〔批〕此言风邪客于脉中，而为寒热也。

风气与太阳俱入，行诸脉俞，散于分肉之间，与卫气相干，其道不利，故使肌肉愤䐜而有疡，卫气有所凝而不行，故其肉有不仁也。〔批〕此言风邪伤卫，而为肿疡不仁也。

疠者有荣气热胕①，其气不清，故使其鼻柱坏而色败，皮肤疡溃，风寒客于脉而不去，名曰疠风，或名曰寒热。〔批〕此言风伤荣气而为疠疡也。

以春甲乙伤于风者为肝风，以夏丙丁伤于风者为心风，以季夏戊己伤于邪者为脾风，以秋庚辛中于邪者为肺风，以冬壬癸中于邪者为肾风。〔批〕此言风伤五脏之气而为五脏之风也。

风中五脏六腑之俞，亦为脏腑之风，各入其门户所中，则

---

① 胕：通"腐"。《墨子·非攻中》："往而靡弊胕冷不及者，不可胜数。"

为偏风。风气循风府而上，则为脑风。风入系头，则为目风，眼寒。饮酒中风，则为漏风。入房汗出中风，则为内风。新沐中风，则为首风。久风入中，则为肠风飧泄。外在腠理，则为泄风。故风者百病之长也，至其变化，乃为他病也。

肺风之状，多汗恶风，色皏然白，〔批〕皏，普幸切，烹上声。《广雅·释器》："皏，白也。"王注："皏谓薄白色也。"时咳，短气，昼日则差，暮则甚，诊在眉上，其色白。心风之状，多汗恶风，焦绝善怒吓，赤色，病甚则言不可快，诊在口，其色赤。肝风之状，多汗恶风，善悲，色微苍，嗌干善怒，时憎女子，诊在目下，其色青。脾风之状，多汗恶风，身体怠堕，四肢不欲动，色薄微黄，不嗜食，诊在鼻上，其色黄。肾风之状，多汗恶风，面庞然浮肿，脊痛不能正立，其色炲，隐曲不利，诊在肌上，其色黑。〔批〕此言五脏之风状也。

胃风之状，颈多汗恶风，食饮不下，鬲塞不通，腹善满，失衣则䐜胀，食寒则泄，诊形瘦而腹大。

首风之状，头面多汗恶风，当先风一日，则病甚，头痛不可以出内，〔批〕内，谓室屋之内也①。至其风日，则病少愈。漏风之状，或多汗，常不可单衣，食则汗出，甚则身汗，喘息恶风，衣常濡，口干善渴，不能劳事。泄风之状，多汗，汗出泄衣上，口中干，上渍其风，不能劳事，身体尽痛则寒。

痹　论

黄帝问曰：痹之安生？岐伯对曰：风寒湿三气杂至，合而为痹也。其风气胜者为行痹，寒气胜者为痛痹，湿气胜者为著

---

① 内谓室屋之内也：语见《素问》王冰注。

痹也。

帝曰：其有五者何也？岐伯曰：以冬遇此者为骨痹，以春遇此者为筋痹，以夏遇此者为脉痹，以至阴遇此者为肌痹，以秋遇此者为皮痹。

帝曰：内舍五脏六腑，何气使然？岐伯曰：五脏皆有合，病久而不去者，内舍于其合也。故骨痹不已，复感于邪，内舍于肾；筋痹不已，复感于邪，内舍于肝；脉痹不已，复感于邪，内舍于心；肌痹不已，复感于邪，内舍于脾；皮痹不已，复感于邪，内舍于肺。所谓痹者，各以其时重感于风寒湿之气也。〔批〕肝合筋，心合脉，脾合肉，肺合皮，肾合骨。

凡痹之客五脏者，肺痹者，烦满喘而呕。心痹者，脉不通，烦则心下鼓，暴上气而喘，嗌干善噫，厥气上则恐。肝痹者，夜卧则惊，多饮数小便，上为引如怀。肾痹者，善胀，尻以代踵，脊以代头。脾痹者，四肢懈惰，发咳呕汁，上为大塞。肠痹者，数饮而出不得，中气喘争，时发飧泄。胞痹者，少腹膀胱按之内痛，若沃以汤，涩于小便，上为清涕。〔批〕此言脏腑所以成痹者，以其内伤为本，而后外邪得以乘之也。

阴气者，静则神藏，躁则消亡，饮食自倍，肠胃乃伤。

淫气喘息，痹聚在肺；淫气忧思，痹聚在心；淫气遗溺，痹聚在肾；淫气乏竭，痹聚在肝；淫气肌绝，痹聚在脾。诸痹不已，亦益内也。其风气胜者，其人易已也。〔批〕此申明阴气消亡痹聚五脏也。

帝曰：痹，其时有死者，或疼久者，或易已者，其故何也？岐伯曰：其入脏者死，其留连筋骨间者疼久，其留皮肤间者易已。

帝曰：其客于六腑者何也？岐伯曰：此亦其食饮居处，为其病本也。六腑亦各有俞，风寒湿气中其俞，而食饮应之，循俞而入，各舍其腑也。〔批〕此申明肠胃伤而痹舍于六腑也。

帝曰：荣卫之气，亦令人痹乎？岐伯曰：荣者，水谷之精气也，和调于五脏，洒陈于六腑，乃能入于脉也。故循脉上下，贯五脏，络六腑也。卫者，水谷之悍气也，其气慓疾滑利，不能入于脉也，故循皮肤之中，分肉之间，熏于肓膜，散于胸腹，逆其气则病，从其气则愈，不与风寒湿气合，故不为痹。〔批〕此言荣卫之气不与风寒湿邪合，故不为痹也。

帝曰：痹或痛，或不痛，或不仁，或寒，或热，或燥，或湿，其故何也？岐伯曰：痛者寒气多也，有寒故痛也。其不痛不仁者，病久入深，荣卫之行涩，经络时疏，故不通，皮肤不营，故为不仁。其寒者，阳气少，阴气多，与病相益，故寒也。其热者，阳气多，阴气少，病气胜阳遭阴，故为痹热。其多汗而濡者，此其逢湿甚也，阳气少，阴气盛，两气相感，故汗出而濡也。

帝曰：夫痹之为病，不痛何也？岐伯曰：痹在于骨则重，在于脉则血凝而不流，在于筋则屈不伸，在于肉则不仁，在于皮则寒，故具此五者则不痛也。凡痹之类，逢寒则虫，〔批〕虫，《甲乙经》作"急"①。逢热则纵。

痿 论

黄帝问曰：五脏使人痿何也？岐伯对曰：肺主身之皮毛，心主身之血脉，肝主身之筋膜，脾主身之肌肉，肾主身之骨髓，故肺热叶焦，则皮毛虚弱急薄，著则生痿躄也。〔批〕此言五脏

---

① 虫甲乙经作急：语本《素问》林亿《新校正》。

之热而成痿者，由肺热叶焦之所致也。心气热，则下脉厥而上，上则下脉虚，虚则生脉痿，枢折挈，胫纵而不任地也。肝气热，则胆泄口苦筋膜干，筋膜干则筋急而挛，发为筋痿。脾气热，则胃干而渴，肌肉不仁，发为肉痿。肾气热，则腰脊不举，骨枯而髓减，发为骨痿。

帝曰：何以得之？岐伯曰：肺者，脏之长也，为心之盖也，有所失亡，所求不得，则发肺鸣，鸣则肺热叶焦。故曰：五脏因肺热叶焦，发为痿躄。此之谓也。悲哀太甚，则胞络绝，胞络绝则阳气内动，发则心下崩，数溲血也。故《本病》曰：大经空虚，发为肌痹，传为脉痿。思想无穷，所愿不得，意淫于外，入房太甚，宗筋弛纵，发为筋痿，及为白淫。〔批〕白淫，谓白物淫衍，如精之状，男子因溲而下，女子阴器中绵绵而下也①。故《下经》曰：筋痿者，生于肝，使内也。有渐于湿，以水为事，若有所留，居处相湿，肌肉濡渍，痹而不仁，发为肉痿。故《下经》曰：肉痿者，得之湿地也。有所远行劳倦，逢大热而渴，渴则阳气内伐，内伐则热舍于肾，肾者水脏也，今水不胜火，则骨枯而髓虚，故足不任身，发为骨痿。故《下经》曰：骨痿者，生于大热也。

帝曰：何以别之？岐伯曰：肺热者色白而毛败，心热者色赤而络脉溢，肝热者色苍而爪枯，脾热者色黄而肉蠕动，〔批〕蠕，而兖切，音輭。动也。亦作蝡。肾热者色黑而齿槁。

帝曰：如夫子言可矣，论言治痿者独取阳明何也？岐伯曰：阳明者，五脏六腑之海，主闰宗筋，〔批〕按：闰字，王氏无注。《说文·系传》曰："闰之言捆也。若今俗缝衣，一长一短者，则齻其

---

① 白淫……绵绵而下也：语见《素问》王冰注。

长以就短，谓之撋。"他本讹作"润"，或曰"闰"与"润"同，亦非。宗筋主束骨而利机关也。冲脉者，经脉之海也，主渗灌溪谷，与阳明合于宗筋，阴阳总宗筋之会，会于气街，而阳明为之长，皆属于带脉，而络于督脉。故阳明虚则宗筋纵，带脉不引，故足痿不用也。

帝曰：治之奈何？岐伯曰：各补其荥而通其俞，调其虚实，和其逆顺，筋脉骨肉。各以其时受月，则病已矣。〔批〕此言治痿之法，虽取阳明而当兼取其五脏之荥俞也。

厥　论

黄帝问曰：厥之寒热者何也？岐伯对曰：阳气衰于下，则为寒厥；阴气衰于下，则为热厥。

帝曰：热厥之为热也，必起于足下者何也？岐伯曰：阳气起于足五指之表，阴脉者集于足下而聚于足心，故阳气胜则足下热也。〔批〕此言阳胜于阴则为热厥也。

帝曰：寒厥之为寒也，必从五指而上于膝者何也？岐伯曰：阴气起于五指之里，集于膝下而聚于膝上，故阴气胜则从五指至膝上寒，其寒也，不从外，皆从内也。〔批〕此言阴胜于阳则为寒厥也。

帝曰：寒厥何失而然也？岐伯曰：前阴者，宗筋之所聚，太阴阳明之所合也。春夏则阳气多而阴气少，秋冬则阴气盛而阳气衰。此人者质壮，以秋冬夺于所用，下气上争不能复，精气溢下，邪气因从之而上也，气因于中，阳气衰，不能渗营其经络，阳气日损，阴气独在，故手足为之寒也。〔批〕此言寒厥因失其所藏之阳，而致中气日损也。

帝曰：热厥何如而然也？岐伯曰：酒入于胃，则络脉满而经脉虚，脾主为胃行其津液者也，阴气虚则阳气入，阳气入则胃不和，胃不和则精气竭，精气竭则不营其四肢也。此人必数醉若饱以入房，气聚于脾中不得散，酒气与谷气相薄，热盛于中，故热遍于身内热而溺赤也。夫酒气盛而慓悍，肾气有衰，阳气独胜，故手足为之热也。〔批〕此言热厥因伤其所生之阴，而致肾气日衰也。

帝曰：厥或令人腹满，或令人暴不知人，或至半日远至一日乃知人者何也？岐伯曰：阴气盛于上则下虚，下虚则腹胀满，阳气盛于上，〔批〕阳气盛于上五字，《甲乙经》作"腹满"二字①。则下气重上而邪气逆，逆则阳气乱，阳气乱则不知人也。

帝曰：愿闻六经脉之厥状病能也。岐伯曰：巨阳之厥，则肿首头重，足不能行，发为眴仆。阳明之厥，则癫疾欲走呼，腹满不得卧，面赤而热，妄见而妄言。少阳之厥，则暴聋颊肿而热，胁痛，胻不可以运。太阴之厥，则腹满䐜胀，后不利，不欲食，食则呕，不得卧。少阴之厥，则口干溺赤，腹满心痛。厥阴之厥，则少腹肿痛，腹胀泾溲不利，好卧屈膝，阴缩肿，胻内热。

病能论

黄帝问曰：人病胃脘痈者，诊当何如？岐伯对曰：诊此者当候胃脉，其脉当沉细，沉细者气逆，逆者人迎甚盛，甚盛则热，人迎者胃脉也，逆而盛，则热聚于胃口而不行，故胃脘为痈也。

帝曰：人之不得偃卧者何也？岐伯曰：肺者脏之盖也，肺

---

① 阳气盛于……二字：语本《素问》林亿《新校正》。

气盛则脉大，脉大则不得偃卧。

帝曰：有病怒狂者，此病安生？岐伯曰：生于阳也。帝曰：阳何以使人狂？岐伯曰：阳气者因暴折而难决，故善怒也，病名曰阳厥。帝曰：何以知之？岐伯曰：阳明者常动，巨阳少阳不动，不动而动大疾，此其候也？

帝曰：治之奈何？岐伯曰：夺其食即已，〔批〕夺，《甲乙经》作"衰"，《太素》同①。夫食入于阴，长气于阳，故夺其食即已。使之服以生铁洛为饮，〔批〕洛，《甲乙经》作"落"。按：洛，"落"古字，相通。夫生铁洛者，下气疾也。

帝曰：有病身热懈惰，汗出如浴，恶风少气，此为何病？岐伯曰：病名曰酒风。帝曰：治之奈何？岐伯曰：以泽泻、术各十分，麋衔五分，合以三指撮，为后饭。

奇病论

黄帝问曰：人有重身，九月而瘖，此为何也？岐伯对曰：胞之络脉绝也。帝曰：何以言之？岐伯曰：胞络者系于肾，少阴之脉，贯肾系舌本，故不能言。帝曰：治之奈何？岐伯曰：无治也，当十月复。

帝曰：病胁下满气逆，二三岁不已，是为何病？岐伯曰：病名曰息积，此不妨于食，不可灸刺，积为导引、服药，药不能独治也。

帝曰：人有身体髀股胻皆肿，环脐而痛，是为何病？岐伯曰：病名曰伏梁，此风根也。其气溢于大肠，而著于肓，肓之原在脐下，故环脐而痛也。不可动之，〔批〕动，谓齐其毒药而击

---

① 夺甲乙经……太素同：语本《素问》林亿《新校正》。

动之，使其大下也①。动之为水溺涩之病也。

帝曰：人有病头痛以数岁不已，此安得之，名为何病？岐伯曰：当有所犯大寒，内至骨髓，髓者以脑为主，脑逆故令头痛，齿亦痛，病名曰厥逆。

帝曰：有病口甘者，病名为何？何以得之？岐伯曰：此五气之溢也，名曰脾瘅。夫五味入口，藏于胃，脾为之行其精气，津液在脾，故令人口甘也；此肥美之所发也，此人必数食甘美而多肥也，肥者令人内热，甘者令人中满，故其气上溢，转为消渴。治之以兰，除陈气也。

帝曰：有病口苦者病名为何？何以得之？岐伯曰：病名曰胆瘅。夫肝者中之将也，取决于胆，咽为之使。此人者，数谋虑不决，故胆虚气上溢，而口为之苦，治之以胆募俞。〔批〕胸腹曰幕，背脊曰俞②。

帝曰：有癃者，一日数十溲，此不足也。身热如炭，颈膺如格，人迎躁盛，喘息气逆，此有余也。太阴脉微细如发者，此不足也。其病安在？名为何病？岐伯曰：病在太阴，其盛在胃，颇在肺，病名曰厥，死不治，此所谓得五有余二不足也。帝曰：何谓五有余二不足？岐伯曰：所谓五有余者，五病之气有余也，二不足者，亦病气之不足也。今外得五有余，内得二不足，此其身不表不里，亦正死明矣。〔批〕此言阴阳二气，生于太阴、阳明，阴阳不和，而为死证也。

帝曰：人生而有病颠疾者，病名曰何？安所得之？岐伯曰：病名为胎病，此得之在母腹中时，其母有所大惊，气上而不下，

---

① 动……下也：语见《素问》王冰注。
② 胸腹曰幕背脊曰俞：语见《素问》王冰注。

精气并居，故令子发为颠疾也。

帝曰：有病痝然如有水状，切其脉大紧，身无痛者，形不瘦，不能食，食少，名为何病？岐伯曰：病生在肾，名为肾风。肾风而不能食，善惊，惊已，心气痿者死。

大奇论

肝满肾满肺满皆实，即为肿。

肺之雍，喘而两胠满。肝雍，两胠满，卧则惊，不得小便。肾雍，〔批〕三雍字，《甲乙经》皆作"痈"。按：雍亦作雝，雍、雝古字相通，又与壅通。《释名》："痈，壅也。气壅否结裹而溃也。"脚下至少腹满，〔批〕脚下，《甲乙经》作"胠下"。① 胫有大小，髀胻大跛，易偏枯。

心脉满大，痫瘛筋挛。肝脉小急，痫瘛筋挛。

肝脉骛暴，有所惊骇，脉不至若瘖，不治自已。

肾脉小急，肝脉小急，心脉小急，不鼓皆为瘕。

肾肝并沉为石水，并浮为风水，并虚为死，并小弦欲惊。

肾脉大急沉，肝脉大急沉，皆为疝。

心脉搏滑急为心疝，肺脉沉搏为肺疝。

三阳急为瘕，三阴急为疝。〔批〕三阳，太阳也，三阴，太阴也。

二阴急为痫厥，二阳急为惊。〔批〕二阴，少阴也，二阳，阳明也。

脾脉外鼓，沉为肠澼，久自已。肝脉小缓为肠澼，易治。

肾脉小搏沉，为肠澼下血，血温身热者死。心肝澼亦下血，

---

① 脚下甲乙经作胠下：语本《素问》林亿《新校正》。

二脏同病者可治，其脉小沉涩为肠澼，其身热者死，热见七日死。

胃脉沉鼓涩，胃外鼓大，心脉小坚急，皆鬲偏枯，男子发左，女子发右，不瘖舌转，可治，三十日起，其从者瘖，〔批〕从，顺也。谓男子发左，女子发右也者。三岁起，年不满二十者，三岁死。

脉至而搏，血衄身热者死，脉来悬钩浮为常脉。

脉至如喘，名曰暴厥，暴厥者不知与人言。脉至如数，使人暴惊，三四日自已。

脉至浮合，浮合如数，一息十至以上，是经气予不足也，微见九十日死。

脉至如火薪然，是心精之予夺也，草干而死。脉至如散叶，是肝气予虚也，木叶落而死。脉至如省客，省客者，脉塞而鼓，是肾气予不足也，悬去枣华而死。

脉至如丸泥，是胃精予不足也，榆荚落而死。脉至如横格，是胆气予不足也，禾熟而死。

脉至如弦缕，是胞精予不足也，病善言，下霜而死，不言可治。

脉至如交漆，交漆者，左右傍至也，微见三十日死。

脉至如涌泉，浮鼓，肌中，太阳气予不足也，少气味，韭英而死。

脉至如颓土之状，按之不得，是肌气予不足也，五色先见黑，白垒发死。〔批〕垒，当作"蔂"，葛之类也。

脉至如悬雍，悬雍者，浮揣切之益大，是十二俞之予不足也，水凝而死。

脉至如偃刀，偃刀者，浮之小急，按之坚大急，五脏菀熟，

〔批〕菀熟，王注："菀，积也；熟，热也。"本经《疏五过论》注同，《脉经》作"菀热"，《甲乙经》作"寒热"。寒热独并于肾也，如此其人不得坐，立春而死。

脉至如丸，滑不直手，不直手者，按之不可得也。是大肠气予不足也，枣叶生而死。

脉至如华者，令人善恐，不欲坐卧，行立常听，是小肠气予不足也，季秋而死。

脉解篇

太阳所谓肿腰脽痛者，〔批〕脽，视佳切，音谁。《说文》："尻也"。王注谓"臀肉"也。正月太阳寅，寅太阳也，正月阳气出在上，而阴气盛，阳未得自次也，故肿腰脽痛也。病偏虚为跛者，正月阳气冻解，地气而出也，所谓偏虚者，冬寒颇有不足者，故偏虚为跛也。所谓强上引背者，阳气大上而争，故强上也。所谓耳鸣者，阳气万物盛上而跃，故耳鸣也。所谓甚则狂巅疾者，阳尽在上，而阴气从下，下虚上实，故狂巅疾也。所谓浮为聋者，皆在气也。所谓入中为瘖者，阳盛已衰，故为瘖也。内夺而厥，则为瘖俳，〔批〕俳，蒲皆切，音牌。王注："废也。"又《说文》："俳，戏也。"义别。此肾虚也，少阴不至者，厥也。

少阳所谓心胁痛者，言少阳盛也，盛者心之所表也，九月阳气尽而阴气盛，故心胁痛也。所谓不可反侧者，阴气藏物也，物藏则不动，故不可反侧也。

阳明所谓洒洒振寒者，阳明者午也，五月盛阳之阴也，阳盛而阴气加之，故洒洒振寒也。所谓胫肿而股不收者，是五月盛阳之阴也，阳者衰于五月，而一阴气上，与阳始争，故胫肿而股不收也。所谓上喘而为水者，阴气下而复上，上则邪客于脏腑间，故为水也。所谓胸痛少气者，水气在脏腑也，水者阴气也，阴气在中，故胸痛少气也。

太阴所谓病胀者，太阴子也，十一月万物气皆藏于中，故曰病胀。所谓上走心为噫者，阴盛而上走于阳明，阳明络属心，故曰上走心为噫也。〔批〕阳明之脉，上通于心，循咽出于口①。所谓食则呕者，物盛满而上溢，故呕也。

少阴所谓腰痛者，少阴者肾也，十月万物阳气皆伤，故腰痛也。所谓呕咳上气喘者，阴气在下，阳气在上，诸阳气浮，无所依从，故呕咳上气喘也。所谓恶闻食臭者，胃无气，故恶闻食臭也。所谓面黑如地色者，秋气内夺，故变于色也。所谓咳则有血者，阳脉伤也，阳气未盛于上而脉满，满则咳，故血见于鼻也。

厥阴所谓癫疝，妇人少腹肿者，厥阴者辰也，三月阳中之阴，邪在中，故曰癫疝少腹肿也。

刺禁论

黄帝问曰：愿闻禁数。岐伯对曰：脏有要害，不可不察，肝生于左，肺藏于右，心部于表，肾治于里，脾为之使，胃为之市。膈肓之上，中有父母②，七节之傍，中有小心，从之有福，逆之有咎。

刺志论

黄帝问曰：愿闻虚实之要。岐伯对曰：气实形实，气虚形

---

① 阳明之脉……出于口：语见《素问》林亿《新校正》。
② 父母：指心、肺两脏。

虚，此其常也，反此者病；谷盛气盛，谷虚气虚，此其常也，反此者病；脉实血实，脉虚血虚，此其常也，反此者病。

帝曰：如何而反？岐伯曰：气虚身热，此谓反也。谷入多而气少，此谓反也；谷不入而气多，此谓反也；脉盛血少，此谓反也；脉小血多，此谓反也。

气盛身寒，得之伤寒。气虚身热，得之伤暑。谷入多而气少者，得之有所脱血，湿居下也。谷入少而气多者，邪在胃及与肺也。脉小血多者，饮中热也。脉大血少者，脉有风气，水浆不入，此之谓也。

夫实者，气入也；虚者，气出也。气实者，热也；气虚者，寒也。

针　解

黄帝问曰：余闻九针，上应天地四时阴阳，愿闻其方，令可传于后世，以为常也。岐伯曰：夫一天、二地、三人、四时、五音、六律、七星、八风、九野，身形亦应之，针各有所宜，故曰九针。人皮应天，人肉应地，人脉应人，人筋应时，人声应音，人阴阳合气应律，人齿面目应星，人出入气应风，人九窍三百六十五络应野。

长刺节论

病在筋，筋挛节痛，不可以行，名曰筋痹。
病在肌肤，肌肤尽痛，名曰肌痹。
病在骨，骨重不可举，骨髓酸痛，寒气至，名曰骨痹。

骨空论

任脉者，起于中极之下，以上毛际，循腹里上关元，至咽喉，上颐循面入目。〔批〕按《难经》《甲乙经》无"上颐循面入目"六字①。

冲脉者，起于气街，并少阴之经，侠脐上行，至胸中而散。

任脉为病，男子内结七疝，女子带下瘕聚。

冲脉为病，逆气里急。

督脉为病，脊强反折。

督脉者，起于少腹以下骨中央，女子入系廷孔，其孔，溺孔之端也，其络循阴器合篡间，〔批〕篡间，王注谓"在前阴、后阴之两间也"。绕篡后，别绕臀，至少阴与巨阳中络者合，少阴上股内后廉，贯脊属肾，与太阳起于目内眦，上额交巅上，入络脑，还出别下项，循肩髆内，侠脊抵腰中，入循膂络肾，其男子循茎下至篡，与女子等；其少腹直上者，贯脐中央，上贯心入喉，上颐环唇，上系两目之下中央。此生病，从少腹上冲心而痛，不得前后，为冲疝。其女子不孕，癃痔，遗溺，嗌干。

水热穴论

黄帝问曰：少阴何以主肾？肾何以主水？岐伯对曰：肾者，至阴也，至阴者盛水也；肺者，太阴也，少阴者，冬脉也，故其本在肾，其末在肺，皆积水也。帝曰：肾何以能聚水而生病？岐伯曰：肾者，胃之关也。关门不利，故聚水而从其类也。上下溢于皮肤，故为胕肿，〔批〕胕，防无切，音扶，肿也。胕肿者，聚水而生病也。帝曰：诸水皆生于肾乎？岐伯曰：肾者，牝脏也。地气上者属于肾，而生水液也，故曰至阴。勇而劳甚

---

① 按难经……六字：语见林亿《新校正》。

则肾汗出，肾汗出逢于风，内不得入于脏腑，外不得越于皮肤，客于玄府，行于皮里，传为胕肿，本之于肾，名曰风水。所谓玄府者，汗空也。

故水病下为胕肿大腹，上为喘呼，不得卧者，标本俱病，故肺为喘呼，肾为水肿，肺为逆不得卧。

帝曰：人伤于寒而传为热何也？岐伯曰：夫寒盛则生热也。

调经论

黄帝问曰：余闻刺法言，有余泻之，不足补之，何谓有余？何谓不足？岐伯对曰：有余有五，不足亦有五，帝欲何问？帝曰：愿尽闻之。岐伯曰：神有余有不足，气有余有不足，血有余有不足，形有余有不足，志有余有不足，凡此十者，其气不等也。

神有余则笑不休，神不足则悲。气有余则喘咳上气，不足则息利少气。血有余则怒，不足则恐。形有余则腹胀，泾溲不利，〔批〕泾，王注谓大便。溲，小便也。杨上善云："泾作经，妇人月经也。"不足则四肢不用。志有余则腹胀飧泄，不足则厥。

帝曰：余已闻虚实之形，不知其何以生。岐伯曰：气血以并，阴阳相倾，气乱于卫，血逆于经，血气离居，一实一虚。血并于阴，气并于阳，故为惊狂。血并于阳，气并于阴，乃为炅中。血并于上，气并于下，〔批〕上谓膈上，下谓膈下①。心烦惋善怒。血并于下，气并于上，乱而喜忘。

血气者，喜温而恶寒，寒则泣不能流，温则消而去之，是故气之所并为血虚，血之所并为气虚。

---

① 上谓膈上下谓膈下：语见《素问》王冰注。

有者为实，无者为虚，故气并则无血，血并则无气，今血与气相失，故为虚焉。络之与孙脉俱输于经，血与气并，则为实焉。血之与气并走于上，则为大厥，厥则暴死，气复反则生，不反则死。

夫邪之生也，或生于阴，或生于阳。其生于阳者，得之风雨寒暑。其生于阴者，得之饮食居处，阴阳喜怒。〔批〕此言阳经之邪得之外感，而阴经之邪得之内伤也。

帝曰：风雨之伤人奈何？岐伯曰：风雨之伤人也，先客于皮肤，传入于孙脉，孙脉满则传入于络脉，络脉满则输于大经脉，血气与邪并客于分腠之间，其脉坚大，故曰实。实者外坚充满，不可按之，按之则痛。〔批〕此言阳经病有虚实，皆得之外感，而以痛与不痛验之也。

帝曰：寒湿之伤人奈何？岐伯曰：寒湿之中人也，皮肤不收，〔批〕不收，全元起谓不仁也。肌肉坚紧，荣血泣，卫气去，故曰虚。虚者聂辟气不足，〔批〕聂辟，《甲乙经》作"摄辟"，《太素》作"摄辟"①。王注："聂谓聂皱，辟谓辟叠也。"按之则气足以温之，故快然而不痛。

帝曰：经言阳虚则外寒，阴虚则内热，阳盛则外热，阴盛则内寒，余已闻之矣，不知其所由然也。岐伯曰：阳受气于上焦，以温皮肤分肉之间，今寒气在外，则上焦不通，上焦不通则寒气独留于外，故寒栗。

帝曰：阴虚生内热奈何？岐伯曰：有所劳倦，形气衰少，谷气不盛，上焦不行，下脘不通，〔批〕按《甲乙经》作"下焦不通"②。胃气热，热气熏胸中，故内热。

---

① 聂辟甲乙经……作摄辟：语见《素问》林亿《新校正》。
② 按甲乙经……不通：语见《素问》林亿《新校正》。

帝曰：阳盛生外热奈何？岐伯曰：上焦不通利，则皮肤致密，腠理闭塞，玄府不通，卫气不得泄越，故外热。

帝曰：阴盛生内寒奈何？岐伯曰：厥气上逆，寒气积于胸中而不泻，不泻则温气去，寒独留，则血凝泣，凝则脉不通，其脉盛大以涩，故中寒。

标本病传论

黄帝问曰：病有标本，刺有逆从奈何？岐伯对曰：凡刺之方，必别阴阳，前后相应，逆从得施，标本相移，故曰：有其在标而求之于标，有其在本而求之于本，有其在本而求之于标，有其在标而求之于本；故治有取标而得者，有取本而得者，有逆取而得者，有从取而得者。故知逆与从，正行无问，〔批〕问，别本作“闲”。知标本者，万举万当，不知标本，是谓妄行。

夫阴阳、逆从、标本之为道也，小而大，言一而知百病之害。少而多，浅而博，可以言一而知百也。〔批〕王注：言少可以贯多，举浅可以料大者，何法之明？故非圣人之道，孰能至于是耶！故学之者，犹可以言一而知百病也。以浅而知深，察近而知远，言标与本，易而勿及。治反为逆，治得为从。先病而后逆者治其本，先逆而后病者治其本；先寒而后生病者治其本，先病而后生寒者治其本；先热而后生病者治其本，先热而后生中满者治其标；先病而后泄者治其本，先泄而后生他病者治其本；必且调之，乃治其他病。先病而后生中满者治其标，先中满而后烦心者治其本。人有客气，有同气。小大不利治其标，小大利治其本。病发而有余，本而标之，先治其本，后治其标，病发而不足，标而本之，先治其标，后治其本。谨察间甚，以意调之，间者并行，甚者独行。先小大不利而后生病者治其本。

〔批〕此言凡病皆当先治其本。惟中满及大小便不利者，则不分为标为本，而必先治之也。

素问下卷

天元纪大论

黄帝问曰：愿闻五运之主时也何如？鬼臾区曰：五气运行，各终期日①，非独主时也。帝曰：请闻其所谓也。鬼臾区曰：臣积考《太始天元册》② 文曰：太虚廖廓，〔批〕廖，落萧切，音聊，亦作"寥"。《说文》作"廖"，空虚也。肇基化元，万物资始，五运终天，布气真灵，总统坤元，九星悬朗，七曜周旋，曰阴曰阳，曰柔曰刚，幽显既位，寒暑弛张，生生化化，品物咸章。臣斯十世，此之谓也。

帝曰：何谓气有多少，形有盛衰？鬼臾区曰：阴阳之气各有多少，故曰三阴三阳也。形有盛衰，谓五行之治，各有太过不及也。故其始也，有余而往，不足随之，不足而往，有余从之，知迎知随，气可与期。应天为天符，承岁为岁直，三合为治。

甲己之岁，土运统之；乙庚之岁，金运统之；丙辛之岁，水运统之；丁壬之岁，木运统之；戊癸之岁，火运统之。〔批〕此言天之十干，以合化而成五运也。

子午之岁，上见少阴；丑未之岁，上见太阴；寅申之岁，上见少阳；卯酉之岁，上见阳明；辰戌之岁，上见太阳；巳亥之岁，上见厥阴。〔批〕此言地之十二支，以正化对化而成六气也。

---

① 期日：指一年三百六十五日。
② 太始天元册：古书名。

少阴所谓标也，厥阴所谓终也。厥阴之上，风气主之；少阴之上，热气主之；太阴之上，湿气主之；少阳之上，相火主之；阳明之上，燥气主之；太阳之上，寒气主之。所谓本也，是谓六元。〔批〕此言三阴三阳之本，是为六元，亦即所谓天元也。

五运行大论

帝曰：地之为下否乎？岐伯曰：地为人之下，太虚之中者也。帝曰：冯①乎？岐伯曰：大气举之也。燥以干之，暑以蒸之，风以动之，湿以润之，寒以坚之，火以温之。故风寒在下，燥热在上，湿气在中，火游行其间，寒暑六入，故令虚而生化也。故燥胜则地干，暑胜则地热，风胜则地动，湿胜则地泥，寒胜则地裂，火胜则地固矣。〔批〕此言太虚之气不唯包乎地之外，而通贯乎地之中也。

帝曰：天地之气，何以候之？岐伯曰：天地之气，胜复之作，不形于诊也。《脉法》曰：天地之变，无以脉诊，此之谓也。

帝曰：间气何如？岐伯曰：随气所在，期于左右。帝曰：期之奈何？岐伯曰：从其气则和，违其气则病，不当其位者病，迭移其位者病，失守其位者危，尺寸反者死，阴阳交者死。先立其年，以知其气，左右应见，然后乃可以言死生之逆顺。

气有余，则制己所胜而侮所不胜，其不及，则己所不胜侮而乘之，己所胜轻而侮之。侮反受邪，侮而受邪，寡于畏也。〔批〕此言己不务德，或所胜妄行，有胜必有复，复则已，反受邪，

---

① 冯（píng 评）：通"凭"。《左传·昭公八年》："晋侯问于师旷曰：'石何故言？'对曰：'石不能言，或冯焉。'"杨伯峻注："谓有物凭依之而言也。"

亦民病所由作，而治法所从出也。

六微旨大论

黄帝问曰：愿闻天道六六之节盛衰何也？岐伯曰：上下有位，左右有纪。故少阳之右，阳明治之；阳明之右，太阳治之；太阳之右，厥阴治之；厥阴之右，少阴治之；少阴之右，太阴治之；太阴之右，少阳治之。此所谓气之标，盖南面而待也。故曰：因天之序，盛衰之时，移光定位，正立而待之。此之谓也。少阳之上，火气治之，中见厥阴；阳明之上，燥气治之，中见太阴；太阳之上，寒气治之，中见少阴；厥阴之上，风气治之，中见少阳；少阴之上，热气治之，中见太阳；太阴之上，湿气治之，中见阳明。所谓本也，本之下，中之见也，见之下，气之标也，本标不同，气应异象。帝曰：其有至而至，有至而不至，有至而太过，何也？岐伯曰：至而至者和；至而不至，来气不及也；未至而至，来气有余也。帝曰：至而不至，未至而至如何？岐伯曰：应则顺，否则逆，逆则变生，变则病。帝曰：善。请言其应。岐伯曰：物生其应也，气脉其应也。〔批〕此言三阴三阳之主岁而各有太过不及也。

帝曰：愿闻地理之应六节气位何如？岐伯曰：显明之右，君火之位也；君火之右，退行一步，相火治之；复行一步，土气治之；复行一步，金气治之；复行一步，水气治之；复行一步，木气治之；复行一步，君火治之。〔批〕此言六气相生以主时也。相火之下，水气承之；水位之下，土气承之；土位之下，风气承之；风位之下，金气承之；金位之下，火气承之；君火之下，阴精承之。〔批〕此言六气承制而生化也。帝曰：何也？岐伯曰：亢则害，承乃制，制则生化，外列盛衰，害则败乱，生化大病。〔批〕此言亢必受制，而亦非制不生也。病如是，治亦如是。帝曰：盛衰何如？岐伯曰：非其位则邪，当其位则正，邪则变甚，正则微。帝曰：何谓当位？岐伯曰：木运临卯，火运临午，土运临四季，金运临酉，水运临子，所谓岁会，气之平也。帝曰：非位何如？岐伯曰：岁不与会也。帝曰：土运之岁，上见太阴；火运之岁，上见少阳、少阴；金运之岁，上见阳明；木运之岁，上见厥阴；水运之岁，上见太阳。奈何？岐伯曰：天之与会也。故《天元册》曰：天符。天符岁会何如？岐伯曰：太一天符之会也。帝曰：其贵贱何如？岐伯曰：天符为执法，岁位为行令，太一天符为贵人。〔批〕执法犹相辅，行令犹方伯①，贵人犹君主②。帝曰：邪之中也奈何？岐伯曰：中执法者，其病速而危；中行令者，其病徐而持；中贵人者，其病暴而死。帝曰：位之易也何如？岐伯曰：君位臣则顺，臣位君则逆，逆则其病近，其害速，顺则其病远，其害微，所谓二火也。

帝曰：愿闻其步何如？岐伯曰：所谓步者，六十度而有奇，故二十四步积盈百刻而成日也。

帝曰：六气应五行之变何如？岐伯曰：位有终始，气有初中，上下不同，求之亦异也。帝曰：求之奈何？岐伯曰：天气始于甲，地气治于子，子甲相合，命曰岁立，谨候其时，气可与期。

帝曰：愿闻其用也。岐伯曰：言天者求之本，言地者求之位，言人者求之气交。帝曰：何谓气交？岐伯曰：上下之位，气交之中，人之居也。故曰：天枢之上，天气主之；天枢之下，

---

① 方伯：殷周时代一方诸侯之长。后泛称地方长官。
② 执法犹……犹君主：语见《素问》王冰注。

地气主之；气交之分，人气从之，万物由之。此之谓也。〔批〕此言民病在于气交，治亦当于气交求之，工不可不知也。

帝曰：其升降何如？岐伯曰：气之升降，天地之更用也。帝曰：愿闻其用何如？岐伯曰：升已而降，降者谓天；降已而升，升者谓地。天气下降，气流于地；地气上升，气腾于天。故高下相召，升降相因，而变作矣。

夫物之生从于化，物之极由乎变，变化之相薄，成败之所由也。故气有往复，用有迟速，四者之有，而化而变，风之来也。

成败倚伏生乎动，动而不已，则变作矣。

出入废则神机化灭，升降息则气立孤危。故非出入，则无以生长壮老已；非升降，则无以生长化收藏。是以升降出入，无器不有。故器者，生化之宇。器散则分之，生化息矣。故无不出入，无不升降。化有小大，期有近远，四者之有，而贵常守，反常则灾害至矣。故曰无形无患，此之谓也。

气交变大论

黄帝问曰：五运之化，太过何如？岐伯曰：岁木太过，风气流行，脾土受邪，民病飧泄，食减，体重，烦冤，肠鸣腹支满。甚则忽忽善怒，眩冒巅疾。反胁痛而吐甚，冲阳绝者死不治。〔批〕冲阳，胃脉也。[①] 此言六壬阳年，太角运，木胜土，土受克，土之子金来复也。

岁火太过，炎暑流行，肺金受邪，民病疟，少气咳喘，血溢血泄注下，嗌燥耳聋，中热肩背热。甚则胸中痛，胁支满胁

---

① 冲阳，胃脉也：语见《素问》王冰注。

痛，膺背肩胛间痛，两臂内痛，身热骨痛而为浸淫。病反谵妄狂越，咳喘息鸣，下甚血泄不已，太渊绝者死不治。〔批〕太渊，肺脉也。① 此言六戊阳年，太徵运火胜金，金受克，金之子水来复也。

岁土太过，雨湿流行，肾水受邪，民病腹痛，清厥，意不乐，体重烦冤。甚则肌肉萎，足痿不收，行善瘈，脚下痛，饮发中满食减，四肢不举。病腹满溏泄肠鸣，反下甚，而太溪绝者死不治。〔批〕太溪，肾脉也。② 此言六甲阳年，太宫运，土胜水，水受克，水之子木来复也。

岁金太过，燥气流行，肝木受邪，民病两胁下少腹痛，目赤痛眦疡，耳无所闻，则体重烦冤，胸痛引背，两胁满且痛引少腹。甚则喘咳逆气，肩背痛，尻阴股膝髀腨胻足皆病。病反暴痛，胠胁不可反侧，咳逆甚而血溢，太冲绝者死不治。〔批〕太冲，肝脉也。③ 此言六庚阳年，太商运，金胜木，木受克，木之子火来复也。

岁水太过，寒气流行，邪害心火，民病身热烦心，躁悸，阴厥上下中寒，谵妄心痛。甚则腹大胫肿，喘咳，寝汗出憎风。病反腹满肠鸣，溏泄食不化，渴而妄冒，神门绝者死不治。〔批〕神门，心脉也。④ 此言六丙阳年，太羽运，水胜火，火受克，火之子土来复也。

帝曰：其不及何如？岐伯曰：岁木不及，燥乃大行，生气失应，民病中清，胠胁痛，少腹痛，肠鸣溏泄，病寒热疮疡痤疿痈痤，咳而鼽。〔批〕此言六丁阴年，少角运，木不及，金胜木，

---

① 太渊，肺脉也：语见《素问》王冰注。
② 太溪，肾脉也：语见《素问》王冰注。
③ 太冲，肝脉也：语见《素问》王冰注。
④ 神门，心脉也：语见《素问》王冰注。

木之子火来复也。岁火不及，寒乃大行，长政不用，民病胸中痛，胁支满，两胁痛，膺背肩胛间及两臂内痛，郁冒朦昧，心痛暴瘖，胸腹大，胁下与腰背相引而痛，甚则屈不能伸，髋髀如别，〔批〕髋，音宽。髀，上也。病鹜溏腹满，食饮不下，寒中肠鸣，泄注腹痛，暴挛痿痹，足不任身。〔批〕此言六癸阴年，少徵运，火不及，水胜火，火之子土来复也。岁土不及，风乃大行，化气不令，民病飧泄霍乱，体重腹痛，筋骨繇复，〔批〕繇，音遥，摇也。肌肉瞤酸，〔批〕瞤，音犉。目动也。善怒，咸病寒中，胸胁暴痛，下引少腹，善大息，气客于脾，民食少失味。〔批〕此言六己阴年，少宫运，土不及，木胜土，土之子金来复也。岁金不及，炎火乃行，生气乃用，长气专胜，民病肩背瞀重，鼽嚏血便注下，头脑户痛，延及囟顶发热，民病口疮，甚则心痛。〔批〕此言六乙阴年，少商运，金不及，火胜金，金之子水来复也。岁水不及，湿乃大行，长气反用，民病腹满身重，濡泄寒疡流水，腰股痛发，腘腨股膝不便，烦冤，足痿，清厥，脚下痛，甚则跗肿。〔批〕跗，防无切，音扶。肿也。民病寒疾于下，甚则腹满浮肿，面色时变，筋骨并辟，肉瞤瘛，目视𥉠𥉠，肌肉胗发，气并膈中，痛于心腹。〔批〕此言六辛阴年，少羽运，水不及，土胜水，水之子木来复也。

夫五运之政，犹权衡也，高者抑之，下者举之，化者应之，变者复之，此生长化成收藏之理，气之常也。失常则天地四塞矣。故曰：天地之动静，神明为之纪，阴阳之往复，寒暑彰其兆，此之谓也。

五常政大论

黄帝问曰：太虚寥廓，五运回薄，衰盛不同，损益相从，愿闻平气何如而名，何如而纪也？岐伯对曰：木曰敷和，火曰升明，土曰备化，金曰审平，水曰静顺。帝曰：其不及奈何？岐伯曰：木曰委和，火曰伏明，土曰卑监，金曰从革，水曰涸流。帝曰：太过何谓？岐伯曰：木曰发生，火曰赫曦，土曰敦阜，金曰坚成，水曰流衍。

敷和之纪，其病里急支满。升明之纪，其病瞤瘛。备化之纪，其病否。〔批〕否，符鄙切。与痞通。审平之纪，其病咳。静顺之纪，其病厥。

委和之纪，其病摇动注恐，其病肢废痈肿疮疡。伏明之纪，其病昏惑悲忘。卑监之纪，其病留满否塞，其病飧泄。从革之纪，其病嚏咳鼽衄。涸流之纪，其病痿厥坚下，其病癃闭。〔批〕闭，兵媚切，与闭通。王注："闭，大便干涩不利也。"

发生之纪，其病怒，其病吐利。赫曦之纪，其病笑、疟、疮疡、血流、狂妄、目赤，其病痓。敦阜之纪，其病腹满，四肢不举。坚成之纪，其病喘喝，胸凭仰息，其病咳。流衍之纪，其病胀。

帝曰：天不足西北，左寒而右凉，地不满东南，右热而左温，其故何也？岐伯曰：阴阳之气，高下之理，太少之异也。东南方，阳也，阳者其精降于下，故右热而左温。西北方，阴也，阴者其精奉于上，故左寒而右凉。是以地有高下，气有温凉，高者气寒，下者气热，故适寒凉者胀，之温热者疮，下之则胀已，汗之则疮已，此腠理开闭之常，〔批〕腠，仓奏切，音辏。《说文》："水上人所会也，又与膝通。"太少之异耳。

阴精所奉其人寿，阳精所降其人夭。

西北之气散而寒之，东南之气收而温之，所谓同病异治也。故曰：气寒气凉，治以寒凉，行水渍之。气温气热，治以温热，强其内守。必同其气，可使平也，假者反之。故治病者，必明天道地理，阴阳更胜，气之先后，人之寿夭，生化之期，乃可以知人之形气矣。

少阳司天，火气下临，肺气上从，咳嚏衄衊，鼻窒口疡，寒热胕肿，心痛，胃脘痛，厥逆膈不通。〔批〕此以寅申，岁半以上，火化于天，岁半以下，木行于地言也。

阳明司天，燥气下临，肝气上从，胁痛目赤，掉振鼓栗，筋痿不能久立。小便变，寒热如疟，甚则心痛。〔批〕此以卯酉，岁半以上，燥化于天，岁半以下，火行于地言也。

太阳司天，寒气下临，心气上从，心热烦，嗌干善渴，衄嚏，喜悲数欠，善忘，甚则心痛。水饮内稸①，中满不食，皮癏肉苛，〔批〕癏，五还切，音顽，痹也。筋脉不利，甚则胕肿身后痈。〔批〕此以辰戌，岁半以上，寒化于天，岁半以下，土行于地言也。

厥阴司天，风气下临，脾气上从，体重肌肉萎，食减口爽，目转耳鸣，赤沃下。〔批〕此以巳亥，岁半以上，风化于天，岁半以下，火行于地言也。

少阴司天，热气下临，肺气上从，喘呕寒热，嚏衄衊鼻窒，甚则疮疡燔灼，胁痛善太息。〔批〕此以子午，岁半以上，热化于天，岁半以下，燥行于地言也。

太阴司天，湿气下临，肾气上从，胸中不利，阴痿气大衰而不起不用。当其时反腰脽痛，动转不便也，厥逆。心下否痛，少腹痛。〔批〕此以丑未，岁半以上，湿化于天，岁半以下，水行于地言也。

---

① 稸（xù 序）：同"蓄"，积蓄。

故少阳在泉，其治苦酸。阳明在泉，其治辛苦甘。太阳在泉，其治淡咸。厥阴在泉，其治酸苦。少阴在泉，其治辛苦甘。太阴在泉，其治甘咸。

故曰：补上下者从之，治上下者逆之，以所在寒热盛衰而调之。故曰：上取下取，内取外取，以求其过。能毒者以厚药，不胜毒者以薄药，此之谓也。气反者，病在上，取之下；病在下，取之上；病在中，傍取之。治热以寒，温而行之；治寒以热，凉而行之；治温以清，冷而行之；治清以温，热而行之。故消之削之，吐之下之，补之泻之，久新同法。〔批〕量气盛虚，而行其法，病之新久无异道也。①

帝曰：病在中而不实不坚，且聚且散，奈何？岐伯曰：悉乎哉问也！无积者求其脏，虚则补之，药以祛之，食以随之，行水渍之，和其中外，可使毕已。

帝曰：有毒无毒，服有约乎？岐伯曰：病有久新，方有大小，有毒无毒，固宜常制矣。大毒治病，十去其六，常毒治病，十去其七，小毒治病，十去其八，无毒治病，十去其九，谷肉果菜，食养尽之，无使过之，伤其正也。不尽，行复如法。必先岁气，无伐天和，无盛盛，无虚虚，而遗人夭殃，无致邪，无失正，绝人长命。

六元正纪大论

帝曰：太阳之政奈何？岐伯曰：辰戌之纪也。太阳司天之政，气化运行先天，民病寒湿、发肌肉萎、足痿不收，濡泻血溢。初之气，民乃厉，温病乃作，身热头痛呕吐，肌腠疮疡。

---

① 量气……异道也：语见《素问》王冰注。

二之气，民病气郁中满。三之气，民病寒反热中，痈疽注下，心热瞀闷，不治者死。四之气，民病大热，少气、肌肉萎、足痿，注下赤白。五之气，民乃舒。终之气，民乃惨凄，反者孕乃死。故岁宜苦以燥之温之，用寒远寒，用凉远凉，用温远温，用热远热，食宜同法。〔批〕此言辰戌十年，气先天时而至也。

帝曰：阳明之政奈何？岐伯曰：卯酉之纪也。阳明司天之政，气化运行后天，民病咳嗌塞，寒热发暴，振栗癃闭。初之气，其病中热胀，面目浮肿，善眠、鼽衄、嚏、欠、呕，小便黄赤，甚则淋。二之气，厉大至，民善暴死。三之气，民病寒热。四之气，病暴仆，振栗谵妄，少气嗌干引饮，及为心痛痈肿疮疡疟寒之疾，骨痿血便。五之气，民气和。终之气，其病温。岁宜以咸以苦以辛，汗之清之散之。〔批〕此言卯酉十年，气后天时而至也。

帝曰：少阳之政奈何？岐伯曰：寅申之纪也。少阳司天之政，气化运行先天，民病寒中，外发疮疡，内为泄满。往复之作，民病寒热疟泄，聋瞑呕吐，上怫、肿、色变。初之气，温病乃起，其病气怫于上，血溢目赤，咳逆头痛血崩，胁满，肤腠中疮。二之气，其病热郁于上，咳逆呕吐，疮发于中，胸嗌不利，头痛身热，昏愦脓疮。三之气，民病热中，聋瞑血溢，脓疮咳呕、鼽衄、渴、嚏欠、喉痹目赤，善暴死。四之气，其病满身重。五之气，民避寒邪。终之气，其病关闭不禁，心痛，阳气不藏而咳。故岁宜咸辛宜酸，渗之泄之，渍之发之。〔批〕此言庚申十年，气先天时而至也。

帝曰：太阴之政奈何？岐伯曰：丑未之纪也。太阴司天之政，气化运行后天，民病寒湿，腹满、身膜愤、胕肿、痞逆、寒厥、拘急。初之气，民病血溢，筋络拘强，关节不利，身重

筋痿。二之气，其病温厉大行，远近咸若。三之气，民病身重
胕肿、胸腹满。四之气，民病腠理热，血暴溢疟，心腹满热，
胪胀，甚则胕肿。五之气，民病皮腠。终之气，病人关节禁固，
腰脽痛。故岁宜以苦燥之温之，甚者发之泄之。〔批〕此言丑未
十年，气后天时而至也。

　　帝曰：少阴之政奈何？岐伯曰：子午之纪也。少阴司天之
政，气化运行先天，民病咳喘，血溢血泄鼽嚏，目赤眦疡，寒
厥入胃，心痛、腰痛、腹大、嗌干肿上。初之气，民反周密，
关节禁固，腰脽痛，炎暑将起，中外疮疡。二之气，其病淋，
目瞑目赤，气郁于上而热。三之气，民病气厥心痛，寒热更作，
咳喘目赤。四之气，民病寒热，嗌干黄瘅，鼽衄饮发。五之气，
其病温。终之气，燥令行，余火内格。肿于上，咳喘，甚则血
溢。病生皮腠，内舍于胁，下连少腹而作寒中，岁宜咸以耎之，
而调其上，甚则以苦发之，以酸收之，而安其下，甚则以苦泄
之。〔批〕此言子午十年，气先天时而至也。

　　帝曰：厥阴之政奈何？岐伯曰：巳亥之纪也。厥阴司天之
政，气化运行后天，热病行于下，风病行于上，风燥胜复形于
中。初之气，民病寒于右之下。二之气，民病热于中。三之气，
民病泣出耳鸣掉眩。四之气，溽暑湿热相薄，争于左之上，民
病黄瘅而为胕肿。五之气，燥湿更胜，沉阴乃布，寒气及体。
终之气，其病温厉。岁宜以辛调上，以咸调下，畏火之气，无
妄犯之。〔批〕此言巳亥十年，气后天时而至也。

　　帝曰：夫子之言可谓悉矣，然何以明其应乎？岐伯曰：夫
六气者，行有次，止有位，故常以正月朔日平旦视之，睹其位
而知其所在矣。运有余，其至先，运不及，其至后，此天之道，
气之常也。运非有余非不足，是谓正岁，其至当其时也。

帝曰：天地之数，终始奈何？岐伯曰：数之始，起于上而终于下，岁半之前，天气主之，岁半之后，地气主之，上下交互，气交主之。〔批〕岁半之前，大寒至小暑日也，岁半之后，大暑至小寒日也。

帝曰：夫子言用寒远寒，用热远热，余未知其然也。岐伯曰：热无犯热，寒无犯寒，从者和，逆者病，不可不敬畏而远之，所谓时兴六位也。帝曰：温凉何如？岐伯曰：司气以热，用热无犯，司气以寒，用寒无犯，司气以凉，用凉无犯，司气以温，用温无犯，间气同其主无犯，异其主则小犯之，是谓四畏，必谨察之。故曰：无失天信，无逆气宜，无翼其胜，无赞其复，是谓至治。

土郁之发，民病心腹胀，肠鸣而为数后，甚则心痛胁䐜，呕吐霍乱，饮发注下，胕肿身重。其乃发也，以其四气。

金郁之发，民病咳逆，心胁满引少腹，善暴痛，不可反侧，嗌干，面尘色恶。怫乃发也，其气五。

水郁之发，民病寒客心痛，腰脽痛，大关节不利，屈伸不便，善厥逆，痞坚腹满。而乃发也。其气二火前后。

木郁之发，民病胃脘当心而痛，上支两胁，膈咽不通，食饮不下，甚则耳鸣眩转，目不识人，善暴僵仆。而乃发也，其气无常。

火郁之发，民病少气，疮疡痈肿，胁腹胸背，面首四肢，䐜愤、胪胀，〔批〕胪，力居切，音闾。《艺文类聚》[1] 引韦昭《辩

---

[1] 艺文类聚：我国现存最早的百科性质图书——古类书之一，唐高祖李渊下令编修，给事中欧阳询主编，保存了我国唐代以前大量的诗文歌赋等珍贵文学作品，其中许多篇章早已失传。

释名①》云："腹前肥者曰胪。"疡疿，呕逆，瘼疾骨痛，节乃有动，注下温疟，腹中暴痛，血溢流注，精液乃少，目赤心热，甚则瞀闷懊忱，〔批〕懊，乌皓切，音襖。《广韵②》："懊恼也。"忱，奴好切，与恼通。《说文》："有所恨也。"善暴死。刻终大温，汗濡玄府，其乃发也，其气四。

厥阴所至为里急，为支痛，为缓戾，为胁痛呕泄。少阴所至为疡胗身热，为惊惑，恶寒，战栗、谵妄，为悲妄衄蔑，为语笑。太阴所至为积饮否隔，为稸满，为中满霍乱吐下，为重胕肿。少阳所至为嚏呕，为疮疡，为惊躁，瞀昧暴病，为喉痹耳鸣呕涌，为暴注、瞤瘛、暴死。阳明所至为浮虚，为鼽尻阴股膝髀腨骱足病，为皴揭，为鼽嚏。太阳所至为屈伸不利，为腰痛，为寝汗痉，为流泄禁止。

帝曰：论言热无犯热，寒无犯寒。余欲不远寒，不远热奈何？岐伯曰：发表不远热，攻里不远寒。帝曰：不发不攻而犯寒犯热何如？岐伯曰：寒热内贼，其病益甚。帝曰：愿闻无病者何如？岐伯曰：无者生之，有者甚之。帝曰：生者何如？岐伯曰：不远热则热至，不远寒则寒至。寒至则坚否腹满，痛急下利之病生矣；热至则身热，吐下霍乱，痈疽疮疡，瞀郁注下，瞤瘛肿胀，呕，鼽衄头痛，骨节变，肉痛，血溢血泄，淋闷之病生矣。帝曰：治之奈何？岐伯曰：时必顺之，犯者治以胜也。〔批〕此言应远寒药，而仍用寒则病，即因寒药之误而甚也。应远热

---

① 辩释名：《释名》是一部从语言声音的角度来推求字义由来的著作，汉末刘熙所著。《辩释名》为最早的对《释名》做补正的研究性著作，三国时期著名史学家韦昭所著。
② 广韵：全称《大宋重修广韵》，五卷，是我国北宋时代官修的一部韵书。宋真宗大中祥符元年（1008），由陈彭年、丘雍等奉旨在前代韵书的基础上编修而成，是我国历史上完整保存至今并广为流传的最重要的一部韵书。

药，而仍用热则病，即因热药之误而甚也。

黄帝问曰：妇人重身，毒之何如？岐伯曰：有故无殒，亦无殒也。帝曰：愿闻其故何谓也？岐伯曰：大积大聚，其可犯也，衰其太半而止，过者死。〔批〕此言病苟有当去者，虽在有娠之妇，亦不可畏虚而留病，必攻之使去，而正乃安，特攻之不可过甚耳。

帝曰：郁之甚者治之奈何？岐伯曰：木郁达之，火郁发之，土郁夺之，金郁泄之，水郁折之，然调其气，过者折之以其畏也，所谓泻之。

至真要大论

帝曰：天地之气，内淫而病何如？岐伯曰：岁厥阴在泉，风淫所胜。民病洒洒振寒，善伸数欠，心痛支满，两胁里急，饮食不下，膈咽不通，食则呕，腹胀善噫，得后与气，则快然如衰，身体皆重。〔批〕此言寅申岁半以下，风司于地为火风之气，木邪淫胜而脾胃受伤为病也。岁少阴在泉，热淫所胜。民病腹中常鸣，气上冲胸，喘不能久立，寒热皮肤痛，目瞑齿痛顿肿，恶寒发热如疟，少腹中痛腹大。〔批〕此言卯酉岁半以下，热司于地为燥火之气，火气奔动于中，乘肺及胃，金火受伤，阴阳争胜而上中下三焦俱病也。岁太阴在泉，湿淫所胜。民病饮积心痛耳聋，浑浑焞焞，嗌肿喉痹，阴病血见，少腹痛肿，不得小便，病冲头痛，目似脱，项似拔，腰似折，髀不可以回，腘如结，腨如别。〔批〕此言辰戌岁半以下，湿司于地为寒湿之气，寒湿乘心，土邪淫甚克水，而三焦及肾膀胱俱为水藏，故皆病也。岁少阳在泉，火淫所胜。民病注泄赤白，少腹痛溺赤，甚则血便。少阴同候。〔批〕此言已亥岁半以下，火司于地为风火之气，热在下焦，故气血两见伤也，余与少阴在泉同候。岁阳明在泉，燥淫所胜。民病喜呕，呕有苦，善太息，心胁痛不能反侧，甚则嗌干面尘，身无膏泽，足外反热。〔批〕此言子午岁半以下，燥司于地为火燥之气，金邪淫甚，甲木受伤，故所见皆肝胆之病也。岁太阳在泉，寒淫所胜。民病少腹控睾，引腰脊，上冲心痛，血见，嗌痛颔肿。〔批〕此言丑未岁半以下，寒司于地为湿寒之气，寒淫于下，肾膀胱自伤其类，而水邪且上侮火府也。

诸气在泉，风淫于内，治以辛凉，佐以苦，以甘缓之，以辛散之。热淫于内，治以咸寒，佐以甘苦，以酸收之，以苦发之。湿淫于内，治以苦热，佐以酸淡，以苦燥之，以淡泄之。火淫于内，治以咸冷，佐以苦辛，以酸收之，以苦发之。燥淫于内，治以苦温，佐以甘辛，以苦下之。寒淫于内，治以甘热，佐以苦辛，以咸泻之，以辛润之，以苦坚之。

帝曰：天气之变何如？岐伯曰：厥阴司天，风淫所胜。民病胃脘当心而痛，上支两胁，膈咽不通，饮食不下，舌本强，食则呕，冷泄腹胀，溏泄瘕水闭，病本于脾。冲阳绝，死不治。〔批〕此言巳亥岁半以上，风化于天，肝邪乘脾，故诸病皆见于己土也。

少阴司天，热淫所胜。民病胸中烦热，嗌干，右胠满，皮肤痛，寒热咳喘，大雨且至，唾血血泄，鼽衄嚏呕，溺色变，甚则疮疡胕肿，肩背臂臑及缺盆中痛，心痛肺䐜，腹大满，膨膨而喘咳，病本于肺。尺泽绝，死不治。〔批〕此言子午岁半以上，热化于天，金受火伤，故诸病皆见于肺也。

太阴司天，湿淫所胜。胕肿骨痛阴痹，阴痹者按之不得，腰脊头项痛，时眩，大便难，阴气不用，饥不欲食，咳唾则有血，心如悬，病本于肾。太溪绝，死不治。〔批〕此言丑未岁半以上，湿化于天，水为土克，故诸病皆见于肾也。

少阳司天，火淫所胜。民病头痛发热恶寒而疟，热上皮肤痛，色变黄赤，传而为水，身面胕肿，腹满仰息，泄注赤白，疮疡咳唾血，烦心胸中热甚则鼽衄，病本于肺。天府绝，死不治。〔批〕此言庚寅岁半以上，火化于天，金受火邪，水不能制，故诸病皆见于肺也。

阳明司天，燥淫所胜。民病左胠胁痛，寒清于中，感而疟，咳，腹中鸣，注泄鹜溏，心胁暴痛，不可反侧，嗌干面尘腰痛，丈夫㿗疝，妇人少腹痛，目昧眦，疡疮痤痈，蛰虫来见，病本于肝。太冲绝，死不治。〔批〕此言卯酉岁半以上，燥化于天，木受金伤，故诸病皆见于肝也。

太阳司天，寒淫所胜。血变于中，发为痈疡，民病厥心痛，呕血血泄鼽衄，善悲时眩仆。胸腹满，手热肘挛掖肿，心澹澹大动，胸胁胃脘不安，面赤目黄，善噫嗌干，甚则色炲，渴而欲饮，病本于心。神门绝，死不治。〔批〕此言辰戌岁半以上，寒化于天，寒水胜而邪乘心，火受寒伤，故诸病皆见于心也。

帝曰：治之奈何？岐伯曰：司天之气，风淫所胜，平以辛凉，佐以苦甘，以甘缓之，以酸泻之。热淫所胜，平以咸寒，佐以苦甘，以酸收之。湿淫所胜，平以苦热，佐以酸辛，以苦燥之，以淡泄之。湿上甚而热，治以苦温，佐以甘辛，以汗为故而止。火淫所胜，平以酸冷，佐以苦甘，以酸收之，以苦发之，以酸复之。热淫同。燥淫所胜，平以苦湿，佐以酸辛，以苦下之。寒淫所胜，平以辛热，佐以甘苦，以咸泻之。

帝曰：邪气反胜，治之奈何？岐伯曰：风司于地，清反胜之，治以酸温，佐以苦甘，以辛平之。热司于地，寒反胜之，治以甘热，佐以苦辛，以咸平之。湿司于地，热反胜之，治以苦冷，佐以咸甘，以苦平之。火司于地，寒反胜之，治以甘热，佐以苦辛，以咸平之。燥司于地，热反胜之，治以平寒，佐以苦甘，以酸平之，以和为利。寒司于地，热反胜之，治以咸冷，佐以甘辛，以苦平之。

帝曰：其司天邪胜何如？岐伯曰：风化于天，清反胜之，治以酸温，佐以甘苦。热化于天，寒反胜之，治以甘温，佐以苦酸辛。湿化于天，热反胜之，治以苦寒，佐以苦酸。火化于天，寒反胜之，治以甘热，佐以苦辛。燥化于天，热反胜之，治以辛寒，佐以苦甘。寒化于天，热反胜之，治以咸冷，佐以苦辛。

帝曰：六气相胜奈何？岐伯曰：厥阴之胜，耳鸣头眩，愦愦欲吐，胃膈如寒，胠胁气并，化而为热，小便黄赤，胃脘当心而痛，上支两胁，肠鸣飧泄，少腹痛，注下赤白，甚则呕吐，膈咽不通。〔批〕此言风木气胜而土受制也。少阴之胜，心下热善饥，脐下反动，气游三焦，呕逆躁烦，腹满痛溏泄，传为赤沃。〔批〕此言君火气胜而金受制也。太阴之胜，火气内郁，疮疡于中，流散于外，病在胠胁，甚则心痛热格，头痛喉痹项强，独胜则湿气内郁，寒迫下焦，痛留顶，互引眉间，胃满，少腹满，腰脽重强，内不便，善注泄，足下温，头重足胫胕肿，饮发于中，胕肿于上。〔批〕此言湿土气胜而水受制也。少阳之胜，热客于胃，烦心心痛，目赤欲呕，呕酸善饥，耳痛溺赤，善惊谵妄，少腹痛，下沃赤白。〔批〕此言相火气胜而金受制也。阳明之胜，清发于中，左胠胁痛溏泄，内为嗌塞，外发㿉疝，胸中不便，嗌塞而咳。〔批〕此言燥金气胜而木受制也。太阳之胜，痔疟发，寒厥入胃，则内生心痛，阴中乃疡，隐曲不利，互引阴股，筋肉拘苛，血脉凝泣，络满色变，或为血泄，皮肤否肿，腹满食减，热反上行，头项囟顶脑户中痛，目如脱，寒入下焦，传为濡泻。〔批〕此言寒水气胜而火受制也。

帝曰：治之奈何？岐伯曰：厥阴之胜，治以甘清，佐以苦辛，以酸泻之。少阴之胜，治以辛寒，佐以苦咸，以甘泻之。太阴之胜，治以咸热，佐以辛甘，以苦泻之。少阳之胜，治以辛寒，佐以甘咸，以甘泻之。阳明之胜，治以酸温，佐以辛甘，以苦泄之。太阳之胜，治以甘热，佐以辛酸，以咸泻之。

帝曰：六气之复何如？岐伯曰：厥阴之复，少腹坚满，里急暴痛，厥心痛，汗发呕吐，饮食不入，入而复出，筋骨掉眩清厥，甚则入脾，食痹而吐。〔批〕此言木气先受金制而既乃复也。少阴之复，燠热内作，烦躁鼽嚏，少腹绞痛，嗌燥，分注时止，气动于左，上行于右，咳，皮肤痛，暴瘖心痛，郁冒不知人，乃洒淅恶寒，振栗谵妄，寒已而热，渴而欲饮，少气骨痿，隔肠不便，外为浮肿，哕噫，病痱胕疮疡，痈疽痤痔，甚则入肺，咳而鼻渊。〔批〕此言君火先受水制而既乃复也。太阴之复，湿变乃举，体重中满，食饮不化，阴气上厥，胸中不便，饮发于中，咳喘有声，头顶痛重，而掉瘛尤甚，呕而密默①，唾吐清液，甚则入肾，窍泻无度。〔批〕此言土气先受木制而既乃复也。少阳之复，大热将至，惊瘛咳衄，心热烦躁，便数憎风，厥气上行，面如浮埃，目乃瞤瘛，火气内发，上为口糜呕逆，血溢血泄，发而为疟，恶寒鼓栗，寒极反热，嗌络焦槁，渴引水浆，色变黄赤，少气脉萎，化而为水，传为胕肿，甚则入肺，咳而血泄。〔批〕此言相火先受水制而既乃复也。阳明之复，清气大举，病生胠胁，气归于左，善太息，甚则心痛否满，腹胀而

---

① 密默：静默。《尔雅·释诂》："密，静也。"

泄，呕苦咳哕烦心，病在膈中头痛，甚则入肝，惊骇筋挛。〔批〕此言金气先受火制而既乃复也。太阳之复，厥气上行，心胃生寒，胸膈不利，心痛否满，头痛善悲，时眩仆，食减，腰脽反痛，屈伸不便，少腹控睾，引腰脊，上冲心，唾出清水，及为哕噫，甚则入心，善忘善悲。〔批〕此言水气先受土制而既乃复也。

帝曰：治之奈何？岐伯曰：厥阴之复，治以酸寒，佐以甘辛，以酸泻之，以甘缓之。少阴之复，治以咸寒，佐以苦辛，以甘泻之，以酸收之，辛苦发之，以咸耎之。太阴之复，治以苦热，佐以酸辛，以苦泻之，燥之，泄之。少阳之复，治以咸冷，佐以苦辛，以咸耎之，以酸收之，辛苦发之。发不远热，无犯温凉。少阴同法。阳明之复，治以辛温，佐以苦甘，以苦泄之，以苦下之，以酸补之。太阳之复，治以咸热，佐以甘辛，以苦坚之。

治诸胜复，寒者热之，热者寒之，温者清之，清者温之，散者收之，抑者散之，燥者润之，急者缓之，坚者耎之，脆者坚之，衰者补之，强者泻之，各安其气，必清必静，则病气衰去，归其所宗，此治之大体也。

厥阴司天，客胜则耳鸣掉眩，甚则咳；主胜则胸胁痛，舌难以言。〔批〕此以巳亥岁半以上，客主之气有胜无复言也。少阴司天，客胜则鼽嚏颈项强，肩背瞀热，头痛少气，发热耳聋目瞑，甚则胕肿血溢，疮疡咳喘；主胜则心热烦躁，甚则胁痛支满。〔批〕此以子午岁半以上，客主之气有胜无复言也。太阴司天，客胜则首面胕肿，呼吸气喘；主胜则胸腹满，食已而瞀。〔批〕此以丑未岁半以上，客主之气有胜无复言也。少阳司天，客胜则丹胗外发，及为丹熛疮疡，呕逆喉痹，头痛嗌肿，耳聋血溢，内为癥疝；主胜则胸满咳仰息，甚而有血，手热。〔批〕此以庚申岁半以上，客主之气有胜无复言也。阳明司天，清复内余，则咳衄嗌塞，心膈中热，咳不止而白血出者死。〔批〕此以卯酉岁半以上，客主之气无胜无复言也。太阳司天，客胜则胸中不利，出清涕，感寒则咳；主胜则喉嗌中鸣。〔批〕此以巳辰戌岁半以上，客主之气有胜无复言也。厥阴在泉，客胜则大关节不利，内为痉强拘瘛，外为不便；主胜则筋骨繇并，腰腹时痛。〔批〕此以庚申岁半以下，客主之气有胜无复言也。少阴在泉，客胜则腰痛，尻股膝髀腨胻足病，瞀热以酸，胕肿不能久立，溲便变；主胜则厥气上行，心痛发热，膈中，众痹皆作，发于胠胁，魄汗不藏，四逆而起。〔批〕此以卯酉岁半以下，客主之气有胜无复言也。太阴在泉，客胜则足痿下重，便溲不时，湿客下焦，发而濡泻，及为肿隐曲之疾；主胜则寒气逆满，食饮不下，甚则为疝。〔批〕此以辰戌岁半以下，客主之气有胜无复言也。少阳在泉，客胜则腰腹痛而反恶寒，甚则下白溺白；主胜则热反上行而客于心，心痛发热，格中而呕。少阴同候。〔批〕此以巳亥岁半以下，客主之气有胜无复言也。阳明在泉，客胜则清气动下，少腹坚满而数便泻；主胜则腰重腹痛，少腹生寒，下为鹜溏，则寒厥于肠，上冲胸中，甚则喘不能久立。〔批〕此以子午岁半以下，客主之气有胜无复言也。太阳在泉，寒复内余，则腰尻痛，屈伸不利，股胫足膝中痛。〔批〕此以丑未岁半以下，客主之气无胜无复言也。

木位之主，其泻以酸，其补以辛。火位之主，其泻以甘，其补以咸。土位之主，其泻以苦，其补以甘。金位之主，其泻以辛，其补以酸。水位之主，其泻以咸，其补以苦。厥阴之客，以辛补之，以酸泻之，以甘缓之。少阴之客，以咸补之，以甘泻之，以咸收之。太阴之客，以甘补之，以苦泻之，以甘缓之。

少阳之客，以咸补之，以甘泻之，以咸耎之。阳明之客，以酸补之，以辛泻之，以苦泄之。太阳之客，以苦补之，以咸泻之，以苦坚之，以辛润之。

帝曰：其脉至何如？岐伯曰：厥阴之至其脉弦，少阴之至其脉钩，太阴之至其脉沉，少阳之至大而浮，阳明之至短而涩，太阳之至大而长。

帝曰：脉从而病反者，其诊何如？岐伯曰：脉至而从，按之不鼓，诸阳皆然。帝曰：诸阴之反，其脉何如？岐伯曰：脉至而从，按之鼓甚而盛也。〔批〕病热而脉数是脉从也，按之不鼓，乃寒盛格阳所致，非热也。病寒而脉沉是脉从也，按之而脉气鼓击于指下。盛者，乃热盛拒阴所致，非寒也①。

《脉要》曰：春不沉，夏不弦，冬不涩，秋不数，是谓四塞。沉甚曰病，弦甚曰病，涩甚曰病，数甚曰病。参见曰病，复见曰病，未去而去曰病，去而不去曰病，反者死。

诸风掉眩，皆属于肝。诸寒收引，皆属于肾。诸气膹郁，〔批〕膹，房吻切，焚土声，音愤。王注："膹，谓膹满。"皆属于肺。诸湿肿满，皆属于脾。诸热瞀瘛，皆属于火。诸痛痒疮，〔批〕痒，以两切，借音养。肤欲搔也，或作疡。皆属于心。诸厥固泄，皆属于下。诸痿喘呕，皆属于上。诸禁鼓栗，如丧神守，皆属于火。诸痉项强，皆属于湿。诸逆冲上，皆属于火。诸胀腹大，皆属于热。诸躁狂越，皆属于火。诸暴强直，皆属于风。诸病有声，鼓之如鼓，皆属于热。诸病胕肿，疼酸惊骇，皆属于火。诸转反戾，水液浑浊，皆属于热。诸病水液，澄澈清冷，皆属于寒。诸呕吐酸，暴注下迫，皆属于热。故《大要》曰：

---

① 病热而脉数……非寒也：语本《素问》王冰注。

谨守病机，各司其属，有者求之，无者求之，盛者责之，虚者责之，必先五胜，疏其血气，令其调达，而致和平。此之谓也。

帝曰：五味阴阳之用何如？岐伯曰：辛甘发散为阳，酸苦涌泄为阴，咸味涌泄为阴，淡味渗泄为阳。六者或收或散，或缓或急，或燥或润，或耎或坚，以所利而行之，调其气使其平也。〔批〕按：《脏气法时论》云："辛散酸收甘缓苦坚咸软。"又云："辛酸甘苦咸，各有所利，或散或收，或缓或急，或坚或软，四时五脏病随五味所宜也①。"

帝曰：非调气而得者，治之奈何？有毒无毒何先何后？愿闻其道。岐伯曰：有毒无毒，所治为主，适大小为制也。帝曰：请言其制。岐伯曰：君一臣二，制之小也；君一臣三佐五，制之中也；君一臣三佐九，制之大也。寒者热之，热者寒之，微者逆之，甚者从之，坚者削之，客者除之，劳者温之，结者散之，留者攻之，燥者濡之，急者缓之，散者收之，损者温之，逸者行之，惊者平之，上之下之，摩之浴之，薄之劫之，开之发之，适事为故。帝曰：何谓逆从？岐伯曰：逆者正治，从者反治，从少从多，观其事也。帝曰：反治何谓？岐伯曰：热因寒用，寒因热用，塞因塞用，通因通用，必伏其所主，而先其所因，其始则同，其终则异，可使破积，可使溃坚，可使气和，可使必已。帝曰：气调而得者何如？岐伯曰：逆之从之，逆而从之，从而逆之，疏气令调，则其道也。

帝曰：病之中外何如？岐伯曰：从内之外者，调其内；从外之内者，治其外；从内之外而盛于外者，先调其内而后治于外；从外之内而盛于内者，先治其外而后调其内；中外不相及，

---

① 按……所宜也：语见《素问》林亿《新校正》。

则治主病。〔批〕此调治内外之要法也。

帝曰：火热复，恶寒发热，有如疟状，或一日发，或间数日发，其故何也？岐伯曰：胜复之气，会遇之时，有多少也。阴气多而阳气少，则其发日远；阳气多而阴气少，则其发日近。此胜复相薄，盛衰之节，疟亦同法。

诸寒之而热者取之阴，热之而寒者取之阳，所谓求其属也。帝曰：服寒而反热，服热而反寒，其故何也？岐伯曰：治其王气，是以反也。

帝曰：方制君臣，何谓也？岐伯曰：主病之谓君，佐君之谓臣，应臣之谓使，非上下三品之谓也。

调气之方，必别阴阳，定其中外，各守其乡，内者内治，外者外治，微者调之，其次平之，盛者夺之，汗者下之，寒热温凉，衰之以属，随其攸利，谨道如法，万举万全，气血正平，长有天命。

疏五过论

黄帝曰：呜呼远哉！闵闵乎若视深渊，若迎浮云，视深渊尚可测，迎浮云莫知其际。圣人之术，为万民式，论裁志意，必有法则，循经守数，按循医事，为万民副，故事有五过四德，汝知之乎？雷公曰：臣年幼小，蒙愚以惑，不闻五过与四德，比类形名，虚引其经，心无所对。

帝曰：凡未诊病者，必问尝贵后贱，虽不中邪，病从内生，名曰脱营。尝富后贫，名曰失精，五气留连，病有所并。医工诊之，不在脏腑，不变躯形，诊之而疑，不知病名；身体日减，气虚无精，病深无气，洒洒然时惊，病深者，以其外耗于卫，内夺于荣。良工所失，不知病情。此亦治之一过也。

凡欲诊病者，必问饮食居处，暴乐暴苦，始乐后苦，皆伤精气，精气竭绝，形体毁沮。暴怒伤阴，暴喜伤阳，厥气上行，满脉去形。愚医治之，不知补泻，不知病情，精华日脱，邪气乃并。此治之二过也。

善为脉者，必以比类奇恒从容知之，为工而不知道，此诊之不足贵。此治之三过也。

诊有三常，必问贵贱，封君败伤，及欲侯王。故贵脱势，虽不中邪，精神内伤，身必败亡。始富后贫，虽不伤邪，皮焦筋屈，痿躄为挛。医不能严，不能动神，外为柔弱，乱至失常，病不能移，则医事不行。此治之四过也。〔批〕此言病在情志，当以情志之法治之，非药石之可愈也。

凡诊者，必知终始，有知余绪。切脉问名，当合男女，离绝菀结，忧恐喜怒，五脏空虚，血气离守，工不能知，何术之语。〔批〕此言善诊者，当先察其精气神而后切其血脉也。尝富大伤，斩筋绝脉，身体复行，令泽不息。故伤败结，留薄归阳，脓积寒炅。粗工治之，亟刺阴阳，身体解散，四肢转筋，死日有期，医不能明，不问所发，唯言死日，亦为粗工。此治之五过也。〔批〕此言粗工不能审其因而施救治之法也。

凡此五者，皆受术不通，人事不明也。故曰：圣人之治病也，必知天地阴阳，四时经纪，五脏六腑，雌雄表里，刺灸砭石，毒药所主。从容人事，以明经道，贵贱贫富，各异品理，问年少长，勇怯之理，审于分部，知病本始，八正九候，诊必副①矣。

治病之道，气内为宝，循求其理，求之不得，过在表里。

① 副：相称，符合。

守数据治，无失俞理，能行此术，终身不殆。不知俞理，五脏菀熟，痈发六腑。诊病不审，是谓失常，谨守此治，与经相明，《上经》《下经》，揆度阴阳，奇恒五中，决以明堂，审于终始，可以横行。

征四失论

黄帝在明堂，雷公侍坐。黄帝曰：夫子所通书受事众多矣，试言得失之意，所以得之，所以失之。雷公对曰：循经受业，皆言十全，其时有过失者，请闻其事解也。帝曰：子年少智未及邪？将言以杂合耶？夫经脉十二，络脉三百六十五，此皆人之所明知，工之所循用也。所以不十全者，精神不专，志意不理，外内相失，故时疑殆。

诊不知阴阳逆从之理，此治之一失矣。受师不卒，妄作杂术，谬言为道，更名自功，妄用砭石，后遗身咎，此治之二失也。不适贫富贵贱之居，坐之薄厚，形之寒温，不适饮食之宜，不别人之勇怯，不知比类足以自乱，不足以自明，此治之三失也。诊病不问其始，忧患饮食之失节，起居之过度，或伤于毒，不先言此，卒①持寸口，何病能中？妄言作名，为粗所穷，此治之四失也。

是以世人之语者，驰千里之外，不明尺寸之论，诊无人事、治数之道，从容之葆，坐持寸口，诊不中五脉，百病所起，始以自怨，遗师其咎。是故治不能循理，弃术于市，妄治时愈，愚心自得。呜呼！窈窈冥冥，熟知其道？道之大者，拟于天地，

---

① 卒：突然。《史记·李将军列传》："李广军极简易，然虏卒犯之，无以禁也。"

配于四海，汝不知道之谕，受以明为晦。

阴阳类论

帝曰：三阳为父，二阳为卫，一阳为纪。三阴为母，二阴为雌，一阴为独使。

雷公曰：请问短期。黄帝曰：冬三月之病，病合于阳者，至春正月脉有死征，皆归出春。冬三月之病，在理已尽，草与柳叶皆杀，春阴阳皆绝，期在孟春。

春三月之病，曰阳杀，阴阳皆绝，期在草干。

夏三月之病，至阴不过十日，阴阳交，期在溓水。〔批〕溓，力冉切，借音敛。王氏无注。全元起云："溓，水者，七月也。"杨上善云："溓，水静也，七月水生时也。"

秋三月之病，三阳俱起，不治自已。阴阳交合者，立不能坐，坐不能起。三阳独至，期在石水。二阴独至，期在盛水。

解精微论

帝曰：夫心者，五脏之专精也，目者其窍也，华色者其荣也，是以人有德也，则气和于目，有亡，忧知于色。是以悲哀则泣下，泣下水所由生。水宗者积水也，积水者至阴也，至阴者肾之精也。宗精之水所以不出者，是精持之也。辅之裹之，故水不行也。夫水之精为志，火之精为神，水火相感，神志俱悲，是以目之水生也。故谚言曰：心悲名曰志悲。志与心精，共凑于目也。〔批〕此言心肾相通，神志交感，心悲未有不动其志者也。

泣涕者脑也，脑者阴也。髓者骨之充也，故脑渗为涕。志者骨之主也，是以水流而涕从之者，其行类也。

夫泣不出者，哭不悲也。不泣者，神不慈也。神不慈则志不悲，阴阳相持，泣安能独来？夫志悲者惋①，惋则冲阴，冲阴则志去目，志去则神不守精，精神去目，涕泣出也。且子独不诵不念夫经言乎？厥则目无所见，夫人厥则阳气并于上，阴气并于下。阳并于上，则火独光也。阴并于下，则足寒，足寒则胀也。夫一水不胜五火，故目眦盲。〔批〕眦，在诣切，齐去声，音剂。王注："眦，视也。"是以②冲风，泣下而不止。夫风之中目也，阳气内守于精，是火气燔目，故见风则泣下也。有以比之，夫火疾风生乃能雨，此之类也。

① 惋：内热。
② 以：后原衍"气"字，据《素问·解精微论》删。

素问遗篇

刺法论

黄帝问曰：升降不前，气交有变，即成暴郁，余已知之。如何预救生灵，可得却乎？岐伯对曰：升之不前，即有甚凶也。木欲升而天柱窒抑之，当刺足厥阴之井。〔批〕此辰戌阳年也。天柱，金星也。足厥阴之井，即大敦穴。火欲升而天蓬窒抑之，君火相火同刺包络之荥。〔批〕此巳亥阴年也。天蓬，水星也。包络之荥，劳宫穴。土欲升而天冲窒抑之，当刺足太阴之俞。〔批〕此子午阳年也。天冲，木星也。足太阴之俞，太白穴。金欲升而天英窒抑之，当刺手太阴之经。〔批〕此寅申阳年也。天英，火星也。手太阴之经，经渠穴。水欲升而天芮窒抑之，当刺足少阴之合。〔批〕此卯酉阴年也。天芮，土星也。足少阴之合，阴谷穴。

帝曰：升之不前，可以预备，愿闻其降，可以先防。岐伯曰：既明其升，必达其降也。升降之道，皆可先治也。木欲降而地晶①窒抑之。当刺手太阴之所出，刺手阳明之所入。〔批〕此丑未阴年也。地晶，金星也。手太阴之所出，少商穴。手阳明之所入，曲池穴。火欲降而地玄窒抑之，当刺足少阴之所出，刺足太阳之所入。〔批〕此辰戌阳年也。地玄，水星也。足少阴之所出，涌泉穴。足太阳之所入，委中穴。土欲降而地苍窒抑之，当刺足厥阴之所出，刺足少阳之所入。〔批〕此巳亥阴年也。地苍，木星也。足厥阴之所出，大敦穴。足少阳之所入，阳陵泉穴。金欲降而

---

① 晶（xiǎo 小）：皎洁，明亮。

地彤窒抑之，当刺心包络所出，刺手少阳所入也。〔批〕此巳亥阴年也。地彤，火星也。心包经所出，中冲穴。手少阳之所入，天井穴。水欲降而地阜窒抑之，当刺足太阴之所出，刺足阳明之所入。〔批〕此子午阳年也。地阜，土星也。足太阴之所出，隐白穴。足阳明之所入，三里穴。

黄帝问曰：升降之刺，以知其要，愿闻司天未得迁正。岐伯曰：太阳复布，即厥阴不迁正，不迁正气塞于上，当泻足厥阴之所流。〔批〕足厥阴之所流，行间穴。厥阴复布，少阴不迁正，不迁正即气塞于上，当刺心包络脉之所流。少阴复布，太阴不迁正，不迁正即气留于上，当刺足太阴之所流。〔批〕足太阴之所流，大都穴。太阴复布，少阳不迁正，不迁正则气塞未通，当刺手少阳之所流。〔批〕手少阳之所流，液门穴。少阳复布，则阳明不迁正，不迁正则气未通上，当刺手太阴之所流。〔批〕手太阴之所流，鱼际穴。阳明复布，太阳不迁正，不迁正则复塞其气，当刺足少阴之所流。〔批〕足少阴之所流，然谷穴。

帝曰：迁正不前，以通其要，愿闻不退，欲折其余，无令过失，可得明乎？岐伯曰：气过有余，复作布正，是名不退位也。使地气不得后化，新司天未可迁正，故复布化令如故也。巳亥之岁天数有余，故厥阴不退位也，当刺足厥阴之所入。〔批〕足厥阴之所入，曲泉穴。子午之岁，天数有余，故少阴不退位也，当刺手厥阴之所入。〔批〕手厥阴之所入，曲泽穴。丑未之岁，天数有余，故太阴不退位也，当刺足太阴之所入。〔批〕足太阴之所入，阴陵泉穴。寅申之岁，天数有余，故少阳不退位也，当刺手少阳之所入。〔批〕手少阳之所入，天井穴。卯酉之岁，天数有余，故阳明不退位也，当刺手太阴之所入。〔批〕手太阴之所入，尺泽穴。辰戌之岁，天数有余，故太阳不退位也，当刺足少阴之所入。〔批〕足少阴之所入，阴谷穴。

黄帝曰：余闻五疫之至，皆相染易，无问大小，病状相似，不施救疗，如何可得不相移易者？岐伯曰：不相染者，正气存内，邪不可干，避其毒气，天牝从来，〔批〕天牝，鼻也。毒气从鼻而来，可嚏之从鼻而出。复得其往，气出于脑，即不邪干。气出于脑，即室先想心如日。欲将入于疫室，先想青气自肝而出，左行于东，化作林木。次想白气自肺而出，右行于西，化作戈甲。次想赤气自心而出，南行于上，化作焰明。次想黑气自肾而出，北行于下，化作水。次想黄气自脾而出，存于中央，化作土。五气护身之毕，以想头上如北斗之煌煌，然后可入于疫室。又一法，于春分之日，日未出而吐之。无疫干也。〔批〕用远志去心，以水煎之，饮二盏，吐之，不疫者也。

本病论

黄帝问曰：升降不前，愿闻其故。气交有变，何以明知？岐伯曰：昭乎问哉！明乎道矣。气交有变，是谓天地机，但欲降而不得降者，地窒刑之。又有五运太过，而先天而至者，即交不前，但欲升而不得其升，中运抑之，但欲降而不得其降，中运抑之。于是有升之不前，降之不下者；有降之不下，升而至天者；有升降俱不前。作如此之分别，即气交之变，变之有异，常各各不同，灾有微甚者也。

辰戌之岁，木气升之，主逢天柱，胜而不前。民病瘟疫早发，咽嗌乃干，四肢满，肢节皆痛。久而化郁，卒中偏痹，手足不仁。〔批〕此辰戌继卯酉之后，每见木郁之证也。巳亥之岁，君火升天，主室天蓬，胜之不前。民病伏阳，而内生烦热，心神惊悸，寒热间作。日久成郁，即暴热乃至，赤风肿翳，化疫，温疠暖作，赤气彰而化火疫，皆烦而燥渴，渴甚治之以泄之可止。〔批〕此巳亥继辰戌之后，每见火郁之证也。子午之岁，太阴升天，主窒天冲，胜之不前。民病风厥涎潮，偏痹不随，胀满。久而伏郁，即黄埃化疫也，民病夭亡，脸肢府黄疸满闭。〔批〕此子午继巳亥之后，每见土郁之证也。丑未之年，少阳升天，主窒天蓬，胜之不前。民病伏阳在内，烦热生中，心神惊骇，寒热间争。以成久郁，乃化作伏热内烦，痹而生厥，甚则血溢。〔批〕此丑未继子午之后，每见火郁之证也。寅申之年，阳明升天，主窒天英，胜之不前。民病上热，喘嗽血溢。久而化郁，胁满悲伤，寒鼽嚏嗌干，手拆皮肤燥。〔批〕此寅申继丑未之后，每见金郁之证也。卯酉之年，太阳升天，主窒天芮，胜之不前。民病注下，食不及化。久而成郁，厥逆而哕，热生于内，气痹于外，足胫酸疼，反生心悸懊热，暴烦而复厥。〔批〕此卯酉继寅申之后，每见水郁之证也。

丑未之岁，厥阴降地，主窒地晶，胜而不入，即作风燥相伏，惧清伤脏。〔批〕此丑未继子午之后，每见木郁之证也。寅申之岁，少阴降地，主窒地玄，胜之不入。民病面赤心烦，头痛目眩也，赤气彰而温病欲作也。〔批〕此寅申继丑未之后，每见火郁之证也。卯酉之岁，太阴降地，主窒地苍，胜之不入。民病四肢不举，昏眩肢节痛，腹满填臆。〔批〕此卯酉继寅申之后，每见土郁之证也。辰戌之岁，少阳降地，主窒地玄，胜之不入。民病面赤心烦，头痛目眩也，赤气彰而热病欲作也。〔批〕此辰戌继卯酉之后，每见火郁之证也。巳亥之岁，阳明降地，主窒地彤，胜而不入。民皆昏倦，夜卧不安，咽干引饮，懊热内烦，久而掉眩，手足直而不仁，两胁作痛，满目。〔批〕此巳亥继辰戌之后，每见金郁之证也。子午之年，太阳降地，主窒地阜胜之，降而不入。民病大厥，四肢重怠，阴痿少力。〔批〕此子午继巳亥之后，每见水郁之证也。

厥阴不迁正，民病淋溲，目系转，转筋喜怒，小便赤。〔批〕此以巳亥之年，犹行辰戌之令也。少阴不迁正，民病寒热，四肢烦痛，腰脊强直。〔批〕此以子午之年，犹行巳亥之令也。下厥阴不退位放此。太阴不迁正，民病手足肢节肿满，大腹水肿，填臆不食，飧泄胁满，四肢不举。〔批〕此以丑未之年，犹行子午之令也。下少阴不退位放此。少阳不迁正，民病痎疟骨热，心悸惊骇，甚时血溢。〔批〕此以寅申之年，犹行丑未之令也。下太阴不退位放此。阳明不迁正，民病寒热鼽嚏，皮毛折，爪甲枯焦，甚则喘嗽息高，悲伤不乐。〔批〕此以卯酉之年，犹行寅申之令也。下少阳不退位放此。太阳不迁正，民病温疠至，喉闭嗌干，烦躁而渴，喘息而有音也。〔批〕此以辰戌之年，犹行卯酉之令也。

厥阴不退位，民病瘟疫，疵废风生，皆肢节痛，头目痛，伏热内烦，咽喉干引饮。少阴不退位，民病膈热咽干，血溢惊骇，小便赤涩，丹瘤疹疮疡留毒。太阴不退位，民病四肢少力，食饮不下，泄注淋满，足胫寒，阴痿闭塞，失溺小便数。少阳不退位，民病少气，寒热更作，便血上热，小腹坚满，小便赤沃，甚则血溢。阳明不退位，民病呕吐暴注，食饮不下，大便干燥，四肢不举，目瞑掉眩。〔批〕按：巳亥年太阳不退位，经文原缺民病。

灵枢一卷

九针十二原

黄帝曰：愿闻五脏六腑所出之处。岐伯曰：五脏五腧，五五二十五腧；六腑六腧，六六三十六腧。经脉十二，络脉十五，凡二十七气以上下。所出为井，所溜为荥，〔批〕溜，力救切，音霤①。《一切经音义》②引《仓颉篇》："溜，谓水下垂也，又与流通。"荥，户扃③切，音荥。《说文》："绝小水也。"所注为输④，所行为经，所入为合，二十七气所行，皆在五腧也。〔批〕五脏各有井、荥、俞、经、合五穴，谓之五俞。六腑各有井、荥、俞、原、经、合六穴，谓之六俞。五脏六腑加心包络一经，则经脉计十有二。十二经有十二络穴，加督之长强，任之尾翳，脾之大包，则络脉计有十五。

节之交，三百六十五会，知其要者，一言而终，不知其要，流散无穷，所言节者，神气之所游行出入也，非皮肉筋骨也。

五脏有疾，当取之十二原。十二原者，五脏之所以禀三百六十五节气味也。阳中之少阴，肺也，其原出于太渊，太渊二。阳中之太阳，心也，其原出于大陵，大陵二。阴中之少阳，肝

---

① 霤（liù 六）：同"溜"。
② 一切经音义：唐贞元、元和间沙门释慧琳所撰。该书收录佛经写本中词语，保存了大量异体字资料，具有极高的价值。
③ 扃（jiōng 同）：门户。
④ 输：经穴名。也作"俞"。

也，其原出于太冲，太冲二。阴中之至阴，脾也，其原出于太白，太白二。阴中之太阴，肾也，其原出于太溪，太溪二。膏之原，出于鸠尾，鸠尾一。肓之原，出于脖胦，〔批〕脖，蒲没切，音勃。胦，于良切，音央。脖胦在脐下，一名气海穴。脖胦一。凡此十二原者，主治五脏六腑之有疾者也。

本　输

肺合大肠，大肠者，传道之腑；心合小肠，小肠者，受盛之腑；肝合胆，胆者，中精之腑；脾合胃，胃者，五谷之腑；肾合膀胱，膀胱者，津液之腑也。少阴属肾，肾上连肺，故将①两脏。三焦者，中渎之腑也，水道出焉，属膀胱，是孤之腑也。是六腑之所与合者。〔批〕此言六腑之所合者在五脏也。

邪气脏腑病形

黄帝问于岐伯曰：邪气之中人也奈何？岐伯答曰：邪气之中人高也。身半已上者，邪中之也；身半已下者，湿中之也。故曰：邪之中人也，无有常，中于阴则溜于腑，中于阳则溜于经。

诸阳之会，皆在于面。中于面则下阳明，中于项则下太阳，中于颊则下少阳，其中于膺背两胁亦中其经。

中于阴者，常从臂胻始。〔批〕胻，何庚切，音行。脚胫也。夫臂与胻，其阴皮薄，其肉淖泽，〔批〕淖，奴教切，音闹。濡甚也，泞也。故俱受于风，独伤其阴。

身之中于风也，不必动脏，故邪入于阴经，则其脏气实，

----

① 将：统率。

邪气入而不能客，故还之于腑。

愁忧恐惧则伤心，形寒寒饮则伤肺，以其两寒相感，中外皆伤，故气逆而上行。有所堕坠，恶血留内，若①有所大怒，气上而不下，积于胁下，则伤肝。有所击仆，若醉入房，汗出当风，则伤脾。有所用力举重，若入房过度，汗出浴水，则伤肾。〔批〕此言内伤之邪中于人脏也。

黄帝问于岐伯曰：首面与身形也，属骨连筋，同血合气耳。天寒则裂地凌冰，其卒寒，或手足懈惰，然而其面不衣，何也？岐伯答曰：十二经脉，三百六十五络，其血气皆上于面而走空窍，其精阳气上走于目而为睛，其别气走于耳而为听，其宗气上出于鼻而为臭，其浊气出于胃，走唇舌而为味。其气之津液皆上煙于面，〔批〕煙，之陇切，音种。《甲乙经》作"熏"。而皮又厚，其肉坚，故天气②甚寒不能胜之也。

黄帝问于岐伯曰：五脏之所生，变化之病形何如？岐伯答曰：先定其五色五脉之应，其病乃可别也。

调其脉之缓、急、小、大、滑、涩，而病变定矣。脉急者，尺之皮肤亦急；脉缓者，尺之皮肤亦缓；脉小者，尺之皮肤亦减而少气；脉大者，尺之皮肤亦贲而起；〔批〕贲，符分切，音焚。《谷梁传·僖十年》："覆酒于地而地贲。"注："贲，沸起也。"《甲乙经》"贲"作"大。"脉滑者，尺之皮肤亦滑；脉涩者，尺之皮肤亦涩。凡此变者，有微有甚。故善调尺者，不待于寸；善调脉者，不待于色。能参合而行之者，可以为上工，上工十全九；行二者，为中工，中工十全七；行一者，为下工，下工

---

① 若：原脱，据《灵枢·邪气脏腑病形》补。
② 气：原作"热"，据《灵枢·邪气脏腑病形》改。

十全六。

诸急者多寒；缓者多热；大者多气少血；小者血气皆少；滑者阳气盛，微有热；涩者多血少气，微有寒。诸小者，阴阳形气俱不足，勿取以针，而调以甘药也。

根　结

太阳根于至阴，结于命门。命门者，目也。阳明根于厉兑，结于颡大。颡大者，钳耳也。少阳根于窍阴，结于窗笼。窗笼者，耳中也。

太阴根于隐白，结于太仓。少阴根于涌泉，结于廉泉。厥阴根于大敦，结于玉英，络于膻中。

一日一夜五十营，以营五脏之精，不应数者，名曰狂生。所谓五十营者，五脏皆受气，持其脉口，数其至也。五十动而不一代者，五脏皆受气；四十动一代者，一脏无气；三十动一代者，二脏无气；二十动一代者，三脏无气；十动一代者，四脏无气；不满十动一代者，五脏无气，予之短期，要在终始，所谓五十动而不一代者，以为常也。以知五脏之期，予知短期者，乍数乍疏也。〔批〕此言五十动为常脉，而其数减者其脏危也。

寿夭刚柔

黄帝问于少师曰：余闻人之生也，有刚有柔，有弱有强，有短有长，有阴有阳，愿闻其方。少师答曰：阴中有阴，阳中有阳，审知阴阳，刺之有方，得病所始，刺之有理，谨度病端，与时相应，内合于五脏六腑，外合于筋骨皮肤，是故内有阴阳，外亦有阴阳。在内者，五脏为阴，六腑为阳；在外者，筋骨为阴，皮肤为阳。故曰病在阳者命曰风，病在阴者命曰痹，阴阳俱病命曰风痹。病有形而不痛者，阳之类也；无形而痛者，阴之类也。无形而痛者，其阳完而阴伤之也，急治其阴，无攻其阳；有形而不痛者，其阴完而阳伤之也，急治其阳，无攻其阴。阴阳俱动，乍有形，乍无形，加以烦心，命曰阴胜其阳，此谓不表不里，其形不久。

黄帝问于伯高曰：余闻形气病之先后，外内之应奈何？伯高答曰：风寒伤形，忧恐忿怒伤气。气伤脏，乃病脏；寒伤形，乃应形；风伤筋脉，筋脉乃应。此形气外内之相应也。

本 神

天之在我者德也，地之在我者气也，德流气薄而生者也，故生之来谓之精，两精相搏谓之神，随神往来者谓之魂，并精而出入者谓之魄，所以任物者谓之心，心有所忆谓之意，意之所存谓之志，因志而存变谓之思，因思而远慕谓之虑，因虑而处物谓之智。故智者之养生也，必顺四时而适寒暑，和喜怒而安居处，节阴阳而调刚柔，如是则僻邪不至，长生久视。〔批〕此言人之德气受天地之德气所生，智者能顺天地之性而得养生之道也。

心怵惕思虑则伤神，神伤则恐惧自失，破䐃脱肉，〔批〕䐃，渠永切，音窘。《玉篇》："腹中䐃，脂也。"毛悴色夭，死于冬。脾愁忧而不解则伤意，意伤则悗乱，〔批〕悗，母本切，音懑，废忘也。《甲乙经》作"闷"。四肢不举，毛悴色夭，死于春。肝悲哀动中则伤魂，魂伤则狂忘不精，不精则不正当，人阴缩而挛筋，两胁骨不举，毛悴色夭，死于秋。肺喜乐无极则伤魄，魄伤则狂，狂者意不存人，皮革焦，毛悴色夭，死于夏。肾盛怒而不止则伤志，志伤则喜忘其前言，腰脊不可以俯仰屈伸，毛悴色夭，死于季夏。恐惧而不解则伤精，精伤则骨痠痿厥，〔批〕痠，素官切，与酸通。《广雅·释诂》："痠，痛也。"精时自下。是故五脏主藏精者也，不可伤，伤则失守而阴虚，阴虚则无气，无气则死矣。

终　始

人迎四盛，且大且数，名曰溢阳，溢阳为外格。脉口四盛，且大且数者，名曰溢阴，溢阴为内关。内关不通，死不治。人迎与太阴脉口俱盛四倍以上，命曰关格，关格者与之短期。人迎与脉口俱盛三倍以上，命曰阴阳俱溢。

阴盛而阳虚，先补其阳，后写其阴而和之；阴虚而阳盛，先补其阴，后写其阳而和之。〔批〕写，悉姐切，与泻通。

手屈而不伸者，其病在筋。伸而不屈者，其病在骨。刺诸痛者，其脉皆实。

故曰：从腰以上者，手太阴阳明皆主之；从腰以下者，足太阴阳明皆主之。

病在上者下取之，病在下者高取之；病在头者取之足，病在腰者取之腘。〔批〕腘，古获切，音国。谓膝后曲脚之中也。

病先起于阴者，先治其阴而后治其阳；病先起于阳者，先治其阳而后治其阴。

经　脉

黄帝曰：人始生，先成精，精成而脑髓生，骨为干，脉为营，筋为刚，肉为墙，皮肤坚而毛发长，谷入于胃，脉道以通，血气乃行。经脉者，所以能决死生，处百病，调虚实，不可不通。

　　〔批〕此篇论十二经之脉甚详，洵①学者之第一要义，凡《内经》全书之经络皆自此而推之也。肺手太阴之脉，起于中焦，下络大肠，还循胃口，上隔属肺，从肺系横出腋下，下循臑内，行少阴心主之前，下肘中，循臂内上骨下廉，入寸口，上鱼，循鱼际，出大指之端；其支者，从腕后直出次指内廉，出其端。是动则病肺胀满，膨膨而喘咳，〔批〕膨，蒲盂切，彭去声。胀也。又薄庚切，音彭，亦作彭。《玉篇》："膨脝，胀貌。"缺盆中痛，甚则交两手而瞀，〔批〕瞀，莫候切，音茂。乱也。《庄子·徐无鬼篇》："予适有瞀病。"《释文》引李注："瞀，风眩貌。又忘遇切，音务。"注："瞀，目垂貌。"此为臂厥。是主肺所生病者：咳，上气喘喝，烦心胸满，臑臂内前廉痛厥，〔批〕臑，那到切，音挠。《广韵》："臂节。"掌中热。气盛有余，则肩背痛风，汗出，小便数而欠。气虚则肩背痛寒，少气不足以息，溺色变。

　　大肠手阳明之脉，起于大指次指之端，循指上廉，出合谷两骨之间，上入两筋之间，循臂上廉，入肘外廉，上臑外前廉，上肩，出髃骨之前廉，〔批〕髃，遇俱切，音虞，亦作腢。《说文》："肩前也。"上出于柱骨之会上，下入缺盆络肺，下隔属大肠；其支者，从缺盆上颈贯颊，入下齿中，还出挟口，交人中，左之右，右之左，上挟鼻孔。是动则病齿痛颈肿。是主津所生病者：目黄口干，鼽衄，〔批〕鼽，巨鸠切，音求。《说文》："病寒鼻窒也。"衄，女六切，音肉。《说文》："鼻出血也。"喉痹，肩前臑痛，大指次指痛不用。气有余则当脉所过者热肿，虚则寒栗不复。

---

① 洵（xún 寻）：实，实在。

胃足阳明之脉，起于鼻，交頞中，旁约太阳之脉，〔批〕约作一纳。下循鼻外，入上齿中，还出挟口环唇，下交承浆，却循颐后下廉，出大迎，循颊车，上耳前，过客主人，〔批〕客主人，穴名，在耳前上廉起骨端。循发际，至额颅；其支者，从大迎前下人迎，循喉咙，入缺盆，下膈属胃络脾；其直者，从缺盆下乳内廉，下挟脐，入气街中；其支者，起于胃口，下循腹里，下至气街中而合，以下髀关，〔批〕髀，并弭切，音俾。《说文》："股也。"《春秋元命苞①》："髀之为言跂也，阴二故人两髀。"抵伏兔，下入膝膑中，〔批〕膑，毗忍切，音牝。亦作髌。《说文》："膝端也。"下循胫外廉，下足跗，〔批〕跗，甫无切，音肤。亦作趺。《仪礼·士丧礼》："乃履綦②结于跗连绚③。"注："跗，足上也。"疏："谓足背也。"入中指内间；其支者，下廉三寸而别，下入中指外间；其支者，别跗上，入大指间，出其端。是动则病洒洒振寒，善呻数欠颜黑，病至，恶人与火，闻木声则惕然而惊，心动，欲独闭户牖而处，甚则欲上高而歌，弃衣而走，贲响腹胀，是为骭厥。是主血所生病者，狂疟温淫汗出，鼽衄，口喎唇胗，〔批〕胗，章忍切，音轸。《说文》："唇疡也，或作疹。"颈肿喉痹，大腹水肿，膝膑肿痛，循膺、乳、气街、股、伏兔、骭外廉、足跗上皆痛，中指不用。气盛则身以前皆热，其有余于胃，则消谷善饥，溺色黄。气不足则身以前皆寒栗，胃中寒则胀满。

脾足太阴之脉，起于大指之端，循指内侧白肉际，过核骨后，上内踝前廉，〔批〕踝，胡瓦切，华上声。《说文》："足踝也。"

---

① 春秋元命苞：西汉末年谶纬之士著，是假托经义宣扬符录瑞应的书。

② 綦（qí 其）：青黑色。

③ 绚（qú 渠）：古时鞋上的装饰物。

上踹内，〔批〕踹，市兖切，音腨。《玉篇》：“足跟也。”循胫骨后，交出厥阴之前，上循膝股内前廉，入腹属脾络胃，上膈，挟咽，连舌本，散舌下；其支者，复从胃，别上膈，注心中。是动则病舌本强，食则呕，胃脘痛，腹胀善噫，得后与气则快然如衰，〔批〕得后，谓得有屎也。气，谓矢气也。身体皆重。是主脾所生病者，舌本痛，体不能动摇，食不下，烦心，心下急痛，溏、瘕、泄、水闭、黄疸，不能卧，强立股膝内肿厥，足大指不用。

心手少阴之脉，起于心中，出属心系，下膈络小肠；其支者，从心系上挟咽，系目系；其直者，复从心系却上肺，出腋下，下循臑内后廉，行太阴心主之后，下肘内，循臂内后廉，抵掌后锐骨之端，入掌内后廉，循小指之内出其端。是动则病嗌干心痛，渴而欲饮，是为臂厥。是主心所生病者，目黄胁痛，臑臂内后廉痛厥，掌中热痛。

小肠手太阳之脉，起于小指之端，循手外侧上腕，出踝中，直上循臂骨下廉，出肘内侧两筋之间，上循臑外后廉，出肩解，绕肩胛，〔批〕胛，古狎切，音甲，背上两膊①间。交肩上，入缺盆络心，循咽下膈，抵胃属小肠；其支者，从缺盆循颈上颊，至目锐眦，却入耳中；其支者，别颊上𬇙抵鼻，〔批〕𬇙，职悦切，音拙。《广韵》：“面秀骨。”至目内眦，斜络于颧。是动则病嗌痛颔肿，不可以顾，肩似拔，臑似折。是主液所生病者，耳聋目黄颊肿，颈颔肩臑肘臂外后廉痛。

膀胱足太阳之脉，起于目内眦，上额交巅；其支者，从巅至耳上角；其直者，从巅入络脑，还出别下项，循肩髆内，〔批〕髆，补各切，音博。肩甲也，亦作膊。挟脊抵腰中，入循膂，

---

① 膊（bó 勃）：上肢，近肩的部分。

络肾属膀胱；其支者，从腰中下挟脊贯臀，〔批〕臀，徒孙切，音屯，尻也。入腘中；其支者，从髆内左右，别下贯胂，〔批〕胂，失人切，音伸。《说文》："夹脊肉也。"挟脊内，过髀枢，循髀外后廉下合腘中，以下贯踹内，出外踝之后，循京骨，至小指之端外侧。是动则病冲头痛，目似脱，项似拔，脊痛腰似折，髀不可以曲，腘如结，踹如裂，是为踝厥。是主筋所生病者，痔疟狂癫疾，头囟项痛，〔批〕囟，息晋切，音信。亦作囟、顖。《说文》："头会颅盖也。"《玉篇》："顶门也。"目黄泪出鼽衄，项背腰尻腘踹脚皆痛，〔批〕尻，苦刀切，考平声。脊骨尽处。小指不用。

肾足少阴之脉，起于小指之下，邪走足心，〔批〕邪走，《甲乙经》作"斜趋"。邪与斜通。出于然骨之下，循内踝之后，别入跟中，上踹内，出腘内廉，上股内后廉，贯脊属肾络膀胱；其直者，从肾上贯肝膈，入肺中，循喉咙，挟舌本；其支者，从肺出络心，注胸中。是动则病饥不欲食，面如漆柴，咳唾则有血，喝喝而喘，坐而欲起，目肮肮如无所见，〔批〕肮，呼光切，音荒。目不明也。心如悬若饥状，气不足则善恐，心惕惕如人将捕之，是为骨厥。是主肾所生病者，口热舌干，咽肿上气，嗌干及痛，烦心心痛，黄疸肠澼，脊股内后廉痛，痿厥嗜卧，足下热而痛。

心主手厥阴心包络之脉，起于胸中，出属心包络，下膈，历络三焦；其支者，循胸出胁，下腋三寸，上抵腋，下循臑内，行太阴少阴之间，入肘中，下臂行两筋之间，入掌中，循中指出其端；其支者，别掌中，循小指次指出其端。是动则病手心热，臂肘挛急，腋肿，甚则胸胁支满，心中憺憺大动，〔批〕憺，徒滥切，借音炎。《汉书·李广传》："威棱憺乎邻国。"注引李奇曰："憺，犹动也。"面赤目黄，喜笑不休。是主脉所生病者，烦心心痛，掌中热。

　　三焦手少阳之脉，起于小指次指之端，上出两指之间，循手表腕，出臂外两骨之间，上贯肘，循臑外上肩，而交出足少阳之后，入缺盆，布膻中，散络心包，下膈，遍属三焦；其支者，从膻中上出缺盆，上项，侠耳后直上，出耳上角，以屈下颊至颇；其支者，从耳后入耳中，出走耳前，过客主人前，交颊，至目锐眦。是动则病耳聋浑浑焞焞，嗌肿喉痹。是主气所生病者，汗出，目锐眦痛，〔批〕眦，在诣切，斋去声。《说文》："目匡也。"本经《癫狂篇》："目眦外决于面者为锐，眦在内近鼻者为内眦。"颊痛，耳后肩臑肘臂外皆痛，小指次指不用。

　　胆足少阳之脉，起于目锐眦，上抵头角，下耳后，循颈行手少阳之前，至肩上，却交出手少阳之后，入缺盆；其支者，从耳后入耳中，出走耳前，至目锐眦后；其支者，别锐眦，下大迎，合于手少阳，抵于颇，下加颊车，下颈合缺盆以下胸中，贯膈络肝属胆，循胁里，出气街，绕毛际，横入髀厌中；其直者，从缺盆下腋，循胸过季胁，下合髀厌中，以下循髀阳，出膝外廉，下外辅骨之前，直下抵绝骨之端，下出外踝之前，循足跗上，入小指次指之端；其支者，别跗上，入大指之间，循大指歧骨内出其端，还贯爪甲，出三毛。是动则病口苦，善太息，心胁痛不能转侧，甚则面微有尘，体无膏泽，足外反热，是为阳厥。是主骨所生病者，头痛颔痛，目锐眦痛，缺盆中肿痛，腋下肿，马刀侠瘿，〔批〕本经《痈疽篇》："其痈坚而不溃者为马刀侠瘿。"《甲乙经》作"马刀"。侠与挟通。瘿，于郢切，音影。《说文》："瘿，颈瘤也。"汗出振寒，疟，胸胁肋髀膝外至胫绝骨外踝前及诸节皆痛，小指次指不用。

肝足厥阴之脉，起于大指丛毛之际，上循足跗上廉，去内踝一寸，上踝八寸，交出太阴之后，上腘内廉，循股阴入毛中，过阴器，抵少腹，挟胃，属肝络胆，上贯膈，布胁肋，循喉咙之后，上入颃颡，连目系，上出额，与督脉会于巅；其支者，从目系下颊里，环唇内；其支者，复从肝别贯膈，上注肺。是动则病腰痛不可以俯仰，丈夫㿉疝，妇人少腹肿，甚则嗌干，面尘脱色。是主肝所生病者，胸满呕逆飧泄，狐疝遗溺闭癃。

手太阴气绝，则皮毛焦，太阴者，行气温于皮毛者也，故气不荣则皮毛焦，皮毛焦则津液去，津液去则皮节伤，皮节伤则皮枯毛折，毛折者则气先死。丙笃丁死，火胜金也。〔批〕此言肺绝之证候死期也。

手少阴气绝，则脉不通，则血不流，血不流则髦色不泽，故其面黑如漆柴者，血先死。壬笃癸死，水胜火也。〔批〕此言心绝之证候死期也。

足太阴气绝，则脉不荣其口唇，口唇者肌肉之本也，脉不荣则肌肉软，肌肉软则舌萎人中满，人中满则唇反，唇反者肉先死。甲笃乙死，木胜土也。〔批〕此言脾绝之证候死期也。

足少阴气绝，则骨枯，少阴者冬脉也，伏行而濡骨髓者也，故骨不濡则肉不能著也。骨肉不相亲则肉软却，肉软却故齿长而垢，发无泽，发无泽者骨先死，戊笃己死，土胜水也。〔批〕此言肾绝之证候死期也。

足厥阴气绝，则筋绝，厥阴者肝脉也，肝者筋之合也，筋者聚于阴气，而脉络于舌本也，故脉弗荣则筋急，筋急则引舌与卵，故唇青舌卷卵缩则筋先死，庚笃辛死，金胜木也。〔批〕此言肝绝之证候死期也。

五阴气俱绝，则目系转，转则目运，目运者为志先死，志先死则远一日半死矣。

六阳气俱绝，则阴与阳相离，离则腠理发泄，绝汗乃出。故旦占夕死，夕占旦死。

经脉十二者，伏行分肉之间，深而不见；诸脉之浮而常见者，皆络脉也。

凡诊络脉，脉色青则寒且痛，赤则有热。胃中寒，手鱼之络多青矣；胃中有热，鱼际络赤，其暴黑者，留久痹也；其有赤有黑有青者，寒热气也。其青短者，少气也。

营　气

黄帝曰：营气之道，内谷为宝。谷入于胃，乃传之肺，流溢于中，布散于外，精专者行于经隧，常营无已，终而复始，是谓天地之纪。〔批〕此篇论营气运行一如宗气之所行也。故气从太阴出，注手阳明，上行注足阳明，下行至跗上，注大指间，与太阴合，上行抵髀，从脾注心中，循手少阴出腋下臂，注小指，合手太阳，上行乘腋出𬱖内，注目内眦，上巅下项，合足太阳，循脊下尻，下行注小指之端，循足心注足少阴，上行注肾。从肾注心，外散于胸中，循心主脉出腋下臂，出两筋之间，入掌中，出中指之端，还注小指次指之端，合手少阳，上行注膻中，散于三焦，从三焦注胆，出胁，注足少阳，下行至跗上，复从跗注大指间，合足厥阴，上行至肝，从肝上注肺，上循喉咙，入颃颡①之窍，〔批〕颃，居郎切，借音刚。人头也。究于畜门。其支别者，上额循巅下项中，循脊入骶，〔批〕骶，都计切，

---

① 颃颡（hángsǎng 杭嗓）：为咽上上腭与鼻相通的部位，亦即软口盖的后部，此处有足厥阴肝经通过。

音帝。《玉篇》："臀也。"又典礼切，音邸。义同。是督脉也，络阴器，上过毛中，入脐中，上循腹里，入缺盆，下注肺中，复出太阴。此营气之所行也，逆顺之常也。

脉　度

　　黄帝曰：愿闻脉度。岐伯答曰：手之六阳，从手至头，长五尺，五六三丈。手之六阴，从手至胸中，三尺五寸，三六一丈八尺，五六三尺，合二丈一尺。足之六阳，从足上至头，八尺，六八四丈八尺。足之六阴，从足至胸中，六尺五寸，六六三丈六尺，五六三尺，合三丈九尺。跷脉从足至目，七尺五寸，二七一丈四尺，二五一尺，合一丈五尺。督脉、任脉各四尺五寸，二四八尺，二五一尺，合九尺。凡都合一十六丈二尺，此气之大经隧也。〔批〕此论脉之度数也。

　　经脉为里，支而横者为络，络之别者为孙，盛而血者疾诛之，盛者泻之，虚者饮药以补之。

　　五脏常内阅于上七窍也，故肺气通于鼻，肺和则鼻能知臭香矣；心气通于舌，心和则舌能知五味矣；肝气通于目，肝和则目能辨五色矣；脾气通于口，脾和则口能知五谷矣；肾气通于耳，肾和则耳能闻五音矣。五脏不和则七窍不通，六腑不和则留为痈。故邪在腑则阳脉不和，阳脉不和则气留之，气留之则阳气盛矣。阳气太盛则阴脉不利，阴脉不利则血留之，血留之则阴气盛矣。阴气太盛，则阳气不能荣也，故曰关。阳气太盛，则阴气弗能荣也，故曰格。阴阳俱盛，不得相荣，故曰关格。关格者，不得尽期而死也。〔批〕此言脏腑之气通于脉外之皮肤七窍也。

　　黄帝曰：跷脉安起安止，何气荣水？岐伯答曰：跷脉者，少阴之别，起于然骨之后，上内踝之上，直上循阴股入阴，上循胸里入缺盆，上出人迎之前，入頄属目内眦，〔批〕頄，巨鸠切，音求。《广韵》："颊间骨也。"合于太阳、阳跷而上行，气并相还则为濡目，气不荣则目不合。〔批〕此言少阴之精水从阴跷而上并于阳跷也。

黄帝曰：气独行五脏，不荣六腑，何也？岐伯答曰：气之不得无行也，如水之流，如日月之行不休，故阴脉荣其脏，阳脉荣其腑，如环之无端，莫知其纪，终而复始。其流溢之气，内溉脏腑，外濡腠理。〔批〕此言脏腑之气流行而不息也。

黄帝曰：跷脉有阴阳，何脉当其数？岐伯答曰：男子数其阳，女子数其阴，当数者为经，其不当数者为络也。

营卫生会

黄帝问于岐伯曰：人焉受气？阴阳焉会？何气为营？何气为卫？营安从生？卫于焉会？老壮不同气，阴阳异位，愿闻其会。岐伯答曰：人受气于谷，谷入于胃，以传与肺，五脏六腑，皆以受气，其清者为营，浊者为卫，营在脉中，卫在脉外，营周不休，五十而复大会。阴阳相贯，如环无端。卫气行于阴二十五度，行于阳二十五度，分为昼夜，故气至阳而起，至阴而止。故曰：日中而阳陇为重阳，〔批〕陇与隆通，盛也，高也。夜半而阴陇为重阴。故太阴主内，太阳主外，各行二十五度，分为昼夜。夜半为阴陇，夜半后而为阴衰，平旦阴尽而阳受气矣。日中为阳陇，日西而阳衰，日入阳尽而阴受气矣。夜半而大会，万民皆卧，命曰合阴，平旦阴尽而阳受气，如是无已，与天地同纪。〔批〕此言营卫之生会，与天地之行同其度也。

黄帝曰：老人之不夜瞑者，〔批〕瞑，莫贤切。与眠通。何气使然？少壮之人不昼瞑者，何气使然？岐伯答曰：壮者之气血盛，其肌肉滑，气道通，荣卫之行，不失其常，故昼精而夜瞑。老者之气血衰，其肌肉枯，气道涩，五脏之气相搏，其营气衰少而卫气内伐，故昼不精，夜不瞑。〔批〕此言营卫偕行于皮肤肌腠之间，分为昼夜，而外内出入者也。

营出于中焦，卫出于上焦。

上焦出于胃上口，并咽以上①贯膈而布胸中，走腋，循太阴之分而行，还至阳明，上至舌，下足阳明，常与营俱行于阳二十五度，行于阴亦二十五度一周也，故五十度而复大会于手太阴矣。〔批〕此言上焦乃宗气之所出，与营气通行于经隧之中也。

黄帝曰：人有热，饮食下胃，其气未定，汗则出，或出于面，或出于背，或出于身半，其不循卫气之道而出何也？岐伯曰：此外伤于风，内开腠理，毛蒸理泄，卫气走之，固不得循其道，此气慓悍滑疾，见开而出，故不得从其道，故命曰漏泄。

中焦亦并胃中，出上焦之后，此所受气者，泌糟粕，蒸津液，化其精微，上注于肺脉，乃化而为血，以奉生身，莫贵于此，故独得行于经隧，命曰营气。〔批〕此言营气出于中焦乃化血而行经隧者也。

黄帝曰：夫血之与气，异名同类，何谓也？岐伯答曰：营卫者精气也，血者神气也，故血之与气，异名同类焉。故夺血者无汗，夺汗者无血，故人生有两死而无两生。〔批〕此言血气本为同类，而人不可以两伤之也。

下焦者，别回肠，注于膀胱而渗入焉。故水谷者，常并居于胃中，成糟粕，而俱下于大肠，而成下焦，渗而俱下，济泌

---

① 上：原作“下”，据《灵枢·营卫生会》改。

别汁，循下焦而渗入膀胱焉。〔批〕此言下焦之所同见卫气之所生也。

黄帝曰：人饮酒，酒亦入胃，谷未熟而小便独先下何也？岐伯答曰：酒者熟谷之液也，其气悍以清，故后谷而入，先谷而液出焉。

黄帝曰：余闻上焦如雾，中焦如沤，下焦如渎，此之谓也。

五 邪

邪在肺，则病皮肤痛，寒热，上气喘，汗出，咳动肩背。取之膺中外腧，背三节五脏之傍，〔批〕五脏，一本作"五颐①"，又五节。以手疾按之，快然，乃刺之，取之缺盆中以越之。

邪在肝，则两胁中痛，寒中，恶血在内，行善掣，节时脚肿，取之行间以引胁下，补三里以温胃中，取血脉以散恶血，取耳间青脉，以去其掣。〔批〕此言邪在五脏，而病于外也。

邪在脾胃，则病肌肉痛，阳气有余，阴气不足，则热中善饥；阳气不足，阴气有余，则寒中肠鸣腹痛。阴阳俱有余，若俱不足，则有寒有热，皆调于三里。

邪在肾，则病骨痛阴痹。阴痹者，按之而不得，腹胀腰痛，大便难，肩背颈项强痛，时眩。取之涌泉、昆仑，视有血者尽取之。

邪在心，则病心痛喜悲，时眩仆，视有余不足而调之其输也。

① 颐（chuí 垂）：脊椎骨。

癫 狂

骨癫疾者，颇齿诸腧分肉皆满，〔批〕颇，玉陷切，音獫①，读验。《广韵》："长面也。"《甲乙经》"颇"字皆作"颌。"史氏《音释②》作"口感切，饥③黄起行失之。"而骨居，汗出烦悗。呕多沃沫，气下泄，不治。

筋癫疾者，身倦挛急脉大。呕多沃沫，气下泄，不治。

脉癫疾者，暴仆，四肢之脉皆胀而纵。呕多沃沫，气下泄，不治。

癫疾者，疾发如狂者，死不治。

狂始生，先自悲也，喜忘，苦怒，善恐者，得之忧饥。

狂始发，少卧不饥，自高贤也，自辨智也，自尊贵也，善骂詈，日夜不休。

狂言、惊、善笑、好歌乐、妄行不休者，得之大恐。

狂，目妄见、耳妄闻、善呼者，少气之所生也。

狂者多食，善见鬼神，善笑而不发于外者，得之有所大喜。

厥逆为病也，足暴清，胸若将裂，肠若将以刀切之，烦而不能食，脉大小皆涩。

热 病

痱之为病也，〔批〕痱，符非切，音肥。《说文》："风病也。"

---

① 獫（xiàn 现）：犬吠不止，两犬相争。
② 音释：指《灵枢经音释》，南宋医家史崧著。史氏精通医学，于《黄帝内经》尤有研究。尝取其家藏之《内经·灵枢》九卷，参照诸古书，加以校释及音释。
③ 饥：史崧《灵枢经音释》作"面"。

身无痛者，四肢不收，智乱不甚，其言微知，可治，甚则不能言，不可治也。

热病三日，而气口静、人迎躁者，取之诸阳，五十九刺，以泻其热而出其汗，实其阴以补其不足者。身热甚，阴阳皆静者，勿刺也。

热病七日八日，脉微小，病者溲血，口中干，一日半而死，脉代者，一日死。

热病不知所痛，耳聋不能自收，口干，阳热甚，阴颇有寒者，热在髓，死不可治。

热病已得汗而脉尚躁盛，此阴脉之极也，死；其得汗而脉静者，生。

热病脉尚盛躁而不得汗者，此阳脉之极也，死；脉盛躁得汗静者，生。

厥 病

真头痛，头痛甚，脑尽痛，手足寒至节，死不治。〔批〕此客邪犯脑，非六气之厥逆也。

头半寒痛，先取手少阳、阳明，后取足少阳、阳明。

厥心痛，与背相控，善瘛，如从后触其心，伛偻者，〔批〕伛，委羽切，于上声。偻也。偻，卢侯切，音楼。曲背也。肾心痛也，先取京骨、昆仑，发针不已，取然谷。厥心痛，腹胀胸满，心尤痛甚，胃心痛也，取之大都、太白。厥心痛，痛如以锥针刺其心，心痛甚者，脾心痛也，取之然谷、太溪。厥心痛，色苍苍如死状，终日不得太息，肝心痛也，取之行间、太冲。厥心痛，卧若徒居心痛间；动作痛益甚，色不变，肺心痛也，取之鱼际、太渊。真心痛，手足清至节，〔批〕清，凉也，亦冷也。

一本作"青"。按：青、清，古字相通。俗解谓手足色青，失之。心痛甚，旦发夕死，夕发旦死。

周　痹

黄帝曰：愿闻众痹。岐伯对曰：此各在其处，更发更止，更居更起，以右应左，以左应右，非能周也。更发更休也。

帝曰：愿闻周痹何如？岐伯对曰：周痹者，在于血脉之中，随脉以上，随脉以下，不能左右，各当其所。〔批〕本篇当与《素问·痹论》参看。

黄帝曰：此痛安生？何因而有名？岐伯对曰：风寒湿气，客于外分肉之间，〔批〕《灵》《素》二书中屡言分肉，按：分与爪形相近，分当作爪，恐是传写之误也。迫切而为沫，沫得寒则聚，聚则排分肉而分裂也，分裂则痛，痛则神归之，神归之则热，热则痛解，痛解则厥，厥则他痹发，发则如是。此内不在脏，而外未发于皮，独居分肉之间，真气不能周，故命曰周痹。

口　问

黄帝曰：愿闻口传。岐伯答曰：夫百病之始生也，皆生于风雨寒暑，阴阳喜怒，饮食居处，大惊卒恐，则血气分离，阴阳破败，经络决绝，脉道不通，阴阳相逆，卫气稽留，经脉虚空，血气不次，乃失其常。〔批〕此言有所当口传者，以其论之不著于经中也。

黄帝曰：人之欠者，何气使然？岐伯答曰：卫气昼日行于阳，夜半则行于阴，阴者主夜，夜者卧。阳者主上，阴者主下，故阴气积于下，阳气未尽，阳引而上，阴引而下，阴阳相引，故数欠。阳气尽，阴气盛，则目瞑；〔批〕瞑，莫经切，音溟。翕目也。阴气尽而阳气盛，则寤矣。泻足少阴，补足太阳。

黄帝曰：人之哕者，〔批〕哕，于月切，怨入声，读越。逆气也，即今俗所谓打呃者是。何气使然？岐伯曰：谷入于胃，胃气上注于肺。今有故寒气与新谷气，俱还入于胃，新故相乱，真邪相攻，气并相逆，复出于胃，故为哕。补手太阴，泻足少阴。

黄帝曰：人之唏者，〔批〕唏，香依切，音希。叹声。又许既切，音饩①。义同。何气使然？岐伯曰：此阴气盛而阳气虚，阴气疾而阳气徐，阴气盛而阳气绝，故为唏。补足太阳，泻足少阴。

黄帝曰：人之振寒者，何气使然？岐伯曰：寒气客于皮肤，阴气盛，阳气虚，故为振寒寒栗，补诸阳。

黄帝曰：人之噫者，何气使然？岐伯曰：寒气客于胃，厥逆从下上散，复出于胃，故为噫。补足太阴、阳明。一曰补眉本也。

黄帝曰：人之嚏者，何气使然？岐伯曰：阳气和利，满于心，出于鼻，故为嚏。补足太阳荥、眉本。一曰眉上也。

黄帝曰：人之軃者，〔批〕軃，丁可切，音朵。《广韵》："垂下貌。"何气使然？岐伯曰：胃不实则诸脉虚，诸脉虚则筋脉懈惰，筋脉懈惰则行阴用力，气不能复，故为軃。因其所在，补分肉间。

黄帝曰：人之哀而泣涕出者，何气使然？岐伯曰：心者，五脏六腑之主也；目者，宗脉之所聚也，上液之道也；口鼻者，气之门户也。故悲哀愁忧则心动，心动则五脏六腑皆摇，摇则

---

① 饩（xì）：古代祭祀或馈赠用的活牲畜。

宗脉感，宗脉感则液道开，液道开，故泣涕出焉。液者，所以灌精濡空窍者也，故上液之道开则泣，泣不止则液竭，液竭则精不灌，精不灌则目无所见矣，故命曰夺精。补天柱经侠颈。

〔批〕本节可与《素问·解精微论》参看。

黄帝曰：人之太息者，何气使然？岐伯曰：忧思则心系急，心系急则气道约，约则不利，故太息以伸出之。补手少阴、心主、足少阳留之也。

黄帝曰：人之涎下者，何气使然？岐伯曰：饮食者，皆入于胃，胃中有热则虫动，虫动则胃缓，胃缓则廉泉开，故涎下。补足少阴。

黄帝曰：人之耳中鸣者，何气使然？岐伯曰：耳者，宗脉之所聚也，故胃中空则宗脉虚，虚则下，溜脉有所竭者，故耳鸣。补客主人、手大指爪甲上与肉交者也。

黄帝曰：人之自啮舌者，何气使然？岐伯曰：此厥逆走上，脉气辈至也。〔批〕辈字疑误。少阴气至则啮舌，少阳气至则啮颊，阳明气至则啮唇矣。视主病者，则补之。

凡此十二邪者，皆奇邪之走空窍者也。故邪之所在，皆为不足。故上气不足，脑为之不满，耳为之苦鸣，头为之苦倾，目为之眩；中气不足，溲便为之变，肠为之苦鸣；下气不足，则乃为痿厥心悗。补足外踝下留之。〔批〕此总结十二邪者皆缘膀胱，所藏之精液不能灌精濡空窍故也。

师　传

黄帝曰：余闻先师，有所心藏，弗著于方。余愿闻而藏之，则而行之，上以治民，下以治身，使百姓无病，上下和亲，德泽下流，子孙无忧，传于后世，无有终时，可得闻乎？岐伯曰：

远乎哉问也。夫治民与自治，治彼与治此，治小与治大，治国与治家，未有逆而能治之也，夫惟顺而已矣。顺者，非独阴阳脉论气之逆顺也，百姓人民，皆欲顺其志也。〔批〕此上医医国之道也。黄帝曰：顺之奈何？岐伯曰：入国问俗，入家问讳，上堂问礼，临病人问所便。黄帝曰：便病人奈何？岐伯曰：夫中热消瘅则便寒；〔批〕瘅，都寒切，音单。湿热也。又得案切。亦作疸，黄瘅病也。寒中之属则便热。胃中热则消谷，令人悬心善饥，脐以上皮热；肠中热则出黄如糜，脐以下皮寒。胃中寒，则腹胀；肠中寒，则肠鸣飧泄。胃中寒、肠中热则胀而且泄；胃中热、肠中寒则疾饥，小腹痛胀。黄帝曰：胃欲寒饮，肠欲热饮，两者相逆，便之奈何？且夫王公大人，血食之君，骄恣纵欲，轻人而无能禁之，禁之则逆其志，顺之则加其病，便之奈何？治之何先？岐伯曰：人之情，莫不恶死而乐生，告之以其败，语之以其善，导之以其所便，开之以其所苦，虽有无道之人，恶有不听者乎？〔批〕此言上医具阿衡之材①，能调燮阴阳而格君心之非也。

黄帝曰：五脏之气，阅于面者，余已知之矣，以肢节知而阅之奈何？岐伯曰：五脏六腑者，肺为之盖，巨肩陷咽，候见其外。五脏六腑，心为之主，缺盆为之道，骺骨有余，〔批〕骺，古活切，音栝。骨端也。以候髑骭。〔批〕髑，胡葛切，音曷。骭，云俱切，音于。髑骭，胸前缺盆骨。肝者主为将，使之候外，欲知坚固，视目小大。脾者主为卫，使之迎粮，视唇舌好恶，以知吉凶。肾者主为外，使之远听，视耳好恶，以知其性。

---

① 阿衡之材：阿衡，商代官名，师保之官，伊尹曾任此职。阿衡之材指具有担任国家辅弼、宰相之职的能力。

〔批〕此言望而知之者，斯可谓之国士①也。

六腑者，胃为之海，广骸，大颈，张胸，五谷乃容；鼻隧以长，以候大肠；唇厚，人中长，以候小肠；目下果②大，其胆乃横；鼻孔在外，膀胱漏泄；鼻柱中央起，三焦乃约。

决　气

黄帝曰：余闻人有精、气、津、液、血、脉，余意以为一气耳，今乃辨为六名，余不知其所以然。岐伯曰：两神相搏，合而成形，常先身生，是谓精。上焦开发，宣五谷味，熏肤充身泽毛，若雾露之溉，是谓气。腠理发泄，汗出溱溱，是谓津。谷入气满，淖泽注于骨，骨属屈伸，泄泽，补益脑髓，皮肤润泽，是谓液。中焦受气取汁，变化而赤，是谓血。壅遏营气，令无所避，是谓脉。〔批〕此决论一气六名之义也。

精脱者，耳聋；气脱者，目不明；津脱者，腠理开，汗大泄；液脱者，骨属屈伸不利，色夭，脑髓消，胫酸，耳数鸣；血脱者，色白，夭然不泽；其脉空虚。〔批〕此言六气之脱者，各有其候也。

海　论

黄帝问于岐伯曰：夫十二经脉者，内属于脏腑，外络于肢节，夫子乃合之于四海乎？岐伯答曰：人亦有四海、十二经水。经水者，皆注于海。海有东西南北，命曰四海。

人有髓海，有血海，有气海，有水谷之海，凡此四者，以

---

① 国士：原指一国中才能最优秀的人物，此处引申为高明的医生。
② 目下果：即下眼胞。果，通"裹"。《灵枢·寿夭刚柔》："皮与肉相果则寿，不相果则夭。"

应四海也。

胃者，水谷之海，其输上在气街，下至三里；冲脉者，为十二经之海，其输上在于大杼，下出于巨虚之上下廉；膻中者，为气之海，其输上在于柱骨之上下，前在于人迎；脑为髓之海，其输上在于其盖，下在风府。

胀 论

黄帝曰：夫气之令人胀也，在于血脉之中耶？脏腑之内乎？岐伯曰：三者皆存焉，然非胀之舍也。黄帝曰：愿闻胀之舍。岐伯曰：夫胀者，皆在于脏腑之外，排脏腑而廓胸胁，胀皮肤，故命曰胀。

夫胸腹者，脏腑之廓也。膻中者，心主之宫城也。胃者，太仓也。咽喉小肠者，传送也。胃之五窍者，闾里门户也。廉泉玉英者，津液之道也。故五脏六腑者，各有畔界，其病各有形状。营气循脉，卫气逆为脉胀，卫气并脉，循分为肤胀。〔批〕此言胀之所舍，而胀则成于卫气之逆也。

夫心胀者，烦心短气，卧不安。肺胀者，虚满而喘咳。肝胀者，胁下满而痛引小腹。脾胀者，善哕，四肢烦悗，体重不能胜衣，卧不安。肾胀者，腹满引背央央然，腰髀痛。

胃胀者，腹满，胃脘痛，鼻闻焦臭，妨于食，大便难。大肠胀者，肠鸣而痛濯濯，冬日重感于寒，则飧泄不化。小肠胀者，少腹䐜胀，〔批〕䐜，昌真切，音瞋。肉胀起也。引腰而痛。膀胱胀者，少腹满而气癃。三焦胀者，气满于皮肤中，轻轻然而不坚。胆胀者，胁下痛胀，口中苦，善太息。〔批〕此言卫气逆于城郭之中，而为六腑之胀形也。

阴阳清浊

黄帝曰：愿闻人气之清浊。岐伯曰：受谷者浊，受气者清。清者注阴，浊者注阳。浊而清者，上出于咽；清而浊者，则下行。清浊相干，命曰乱气。

黄帝曰：夫阴清而阳浊，浊者有清，清者有浊，别之奈何？岐伯曰：气之大别，清者上注于肺，浊者下走于胃。胃之清气，上出于口；肺之浊气，下注于经，内积于海。

黄帝曰：诸阳皆浊，何阳独甚乎？岐伯曰：手太阳独受阳之浊，手太阴独受阴之清。其清者上走空窍，其浊者下行诸经。诸阴皆清，足太阴独受其浊。

淫邪发梦

黄帝曰：愿闻淫邪泮衍奈何？岐伯曰：正邪从外袭内，〔批〕正邪者，即燥湿寒暑风雨之正邪也。而未有定舍，反淫于脏，不得定处，与营卫俱行，而与魂魄飞扬，使人卧不得安而喜梦。气淫于腑，则有余于外，不足于内；气淫于脏，则有余于内，不足于外。

黄帝曰：有余不足，有形乎？岐伯曰：阴气盛，则梦涉大水而恐惧；阳气盛，则梦大火而燔焫；〔批〕焫，如劣切，音热。《甲乙经》作"蓺"，然①火曰焫。阴阳俱盛，则梦相杀。上盛则梦飞，下盛则梦堕；甚饥则梦取，甚饱则梦予；肝气盛，则梦怒；肺气盛，则梦恐惧、哭泣、飞扬；心气盛，则梦善笑、恐畏；脾气盛，则梦歌乐，身体重不举；肾气盛，则梦腰脊两解

---

① 然：同"燃"，燃烧。

不属。凡此十二盛者，至而泻之，立已。

厥气客于心，〔批〕厥气者即阴阳、喜怒、饮食、居处，凡脏腑内伤之邪也。则梦见丘山烟火；客于肺，则梦飞扬，见金铁之奇物；客于肝，则梦见山林树木；客于脾，则梦见丘陵大泽，坏屋风雨；客于肾，则梦临渊，没居水中；客于膀胱，则梦游行；客于胃，则梦饮食；客于大肠，则梦田野；客于小肠，则梦聚邑冲衢；客于胆，则梦斗讼自刳；〔批〕刳，苦胡切，音枯。判也。客于阴器，则梦接内；客于项，则梦斩首；客于胫，则梦行走而不能前，及居深地窌苑中；〔批〕窌，居效切，音教，与窖通。《广雅·释诂》："窌，藏也。"客于股肱，则梦礼节拜起；客于胞䐈，〔批〕䐈，除力切，音直。《广韵》："肥肠。"则梦溲便。凡此十五不足者，至而补之立已也。

顺气一日分为四时

黄帝曰：夫百病者，多以旦慧、昼安、夕加、夜甚，何也？岐伯曰：四时之气使然。春生、夏长、秋收、冬藏，是气之常也，人亦应之。以一日分为四时，朝则为春，日中为夏，日入为秋，夜半为冬。朝则人气始生，病气衰，故旦慧；日中人气长，长则胜邪，故安；夕则人气始衰，邪气始生，故加；夜半人气入脏，邪气独居于身，故甚也。

黄帝曰：其时有反者何也？岐伯曰：是不应四时之气，脏独主其病者，是必以脏气之所不胜时者甚，以其所胜时者起也。

本　脏

人之血气精神者，所以奉生而周于性命者也。经脉者，所以行血气而营阴阳，濡筋骨，利关节者也。卫气者，所以温分肉，充皮肤，肥腠理，司开阖者也。志意者，所以御精神，收魂魄，适寒温，和喜怒者也。是故血和则经脉流行，营复阴阳，筋骨劲强，关节清利矣。卫气和则分肉解利，皮肤调柔，腠理致密矣。志意和则精神专直，魂魄不散，悔怒不起，五脏不受邪矣。寒温和则六腑化谷，风痹不作，经脉通利，肢节得安矣。此人之常平也。五脏者，所以藏精神血气魂魄者也。六腑者，所以化水谷而行津液者也。

五　色

黄帝曰：明堂者鼻也，阙者眉间也，庭者颜也，蕃者颊侧也，蔽者耳门也。

明堂骨高以起，平以直，五脏次于中央，六腑挟其两侧，首面上于阙庭，王宫在于下极，五脏安于胸中，真色以致，病色不见，明堂润泽以清，五官恶得无辨乎？五色之见也，各出其色部。部骨陷者，必不免于病矣。其色部乘袭者，虽病甚，不死矣。

其色粗以明，沉夭者为甚，其色上行者，病益甚。其色下行如云彻散者，病方已。五色各有脏部，有外部，有内部也。色从外部走内部者，其病从外走内；其色从内走外者，其病从内走外。病生于内者，先治其阴，后治其阳，反者益甚；其病生于阳者，先治其外，后治其内，反者益甚。〔批〕此言病之间甚内外，可即色而知也。

大气入于脏腑者不病而卒死矣。赤色出两颧，大如母指者，病虽小愈，必卒死。黑色出于庭，大如母指，必不病而卒死。

庭者，首面也；阙上者，咽喉也；阙中者，肺也；下极者，心也；直下者，肝也；肝左者，胆也；下者，脾也；方上者，胃也；中央者，大肠也；挟大肠者，肾也；当肾者，脐也；面王①以上者，小肠也；面王以下者，膀胱子处②也；颧者，肩也；〔批〕颧者，肩也。句疑有落字。颧后者，臂也；臂下者，手也；目内眦上者，膺乳也；挟绳而上者，背也；循牙车以下者，股也；中央者，膝也；膝以下者，胫也；当胫以下者，足也；巨分者，股里也；巨屈者，膝膑也。此五脏六腑肢节之部也，各有部分。有部分，用阴和阳，用阳和阴，当明部分，万举万当。能别左右，是谓大道。男女异位，故曰阴阳。〔批〕此言五脏六腑肢节之各有部分也。

审察泽夭，谓之良工。〔批〕此言审察其色，可以悉知其病也。沉浊为内，浮泽为外，黄赤为风，青黑为痛，白为寒，黄而膏润为脓，赤甚者为血，痛甚为挛，寒甚为皮不仁。五色各见其部，察其浮沉，以知浅深，察其泽夭，以观成败，察其散抟，以知近远，视色上下，以知病处，积神于心，以知往今。故相气不微，不知是非，属意勿去，乃知新故。色明不粗，沉夭为甚；不明不泽，其病不甚。

其色散，驹驹然未有聚，其病散而气痛，聚未成也。

肾乘心，心先病，肾为应，色皆如是。

男子色在于面王，为小腹痛，下为卵痛③，其圜直④为茎痛。高为本，下为首，狐疝㿗阴之属也。女子在于面王，为膀胱、子处之病，散为痛，抟为聚，方圆左右，各如其色形。其

---

① 面王：即鼻尖部。
② 子处：子宫。
③ 卵：此指睾丸。
④ 圜（yuán 元）直：圜，同"圆"。圜直，指圆而直的人中沟。

随而下至胝为淫，〔批〕胝，都计切。与胝通。又丁尼切。胼胝，皮厚也。义别。有润如膏状，为暴食不洁。左为左，右为右，其色有邪，聚散而不端，面色所指者也。

卫 气

黄帝曰：五脏者，所以藏精神魂魄者也；六腑者，所以受水谷而行化物者也。其气内于五脏，而外络肢节。其浮气之不循经者，为卫气；其精气之行于经者，为营气。阴阳相随，外内相贯，如环之无端，亭亭淳淳乎，孰能穷之。然其分别阴阳，皆有标本虚实所离之处。能别阴阳十二经者，知病之所生。候虚实之所在者，能得病之高下。知六腑之气街者，能知解结契绍于门户。能知虚石之坚软者，知补泻之所在。能知六经之标本者，可以无惑于天下。〔批〕此言营卫、脏腑、标本之难穷而能穷之者，可以尽病法而高天下也。

天 年

黄帝问于岐伯曰：愿闻人之始生，何气筑为基？何立而为楯？何失而死？何得而生？岐伯曰：以母为基，以父为楯。失神者死，得神者生也。

黄帝曰：人之寿百岁而死，何以致之？岐伯曰：使道隧以长，基墙高以方，通调营卫，三部三里起，骨高肉满，百岁乃得终。

黄帝曰：其气之盛衰，以至其死，可得闻乎？岐伯曰：人生十岁，五脏始定，血气已通，其气在下，故好走。二十岁，血气始盛，肌肉方长，故好趋。三十岁，五脏大定，肌肉坚固，血脉盛满，故好步。四十岁，五脏六腑十二经脉，皆大盛以平定，腠理始疏，荣华颓落，发颇斑白，平盛不摇，故好坐。五十岁，肝气始衰，肝叶始薄，胆汁始灭，〔批〕灭，一作"减"。目始不明。六十岁，心气始衰，苦忧悲，血气懈惰，故好卧。七十岁，脾气虚，皮肤枯。八十岁，肺气衰，魄离，故言善误。九十岁，肾气焦，四脏经脉空虚。百岁，五脏皆虚，神气皆去，形骸独居而终矣。

水　胀

黄帝问于岐伯曰：水与肤胀、鼓胀、肠覃、石瘕、石水，何以别之？〔批〕此太阳膀胱之水，溢于皮肤而为水胀也。

岐伯答曰：水始起也，目窠上微肿，如新卧起之状，其颈脉动，时咳，阴股间寒，足胫肿，腹乃大，其水已成矣。以手按其腹，随手而起，如裹水之状，此其候也。

黄帝曰：肤胀何以候之？岐伯曰：肤胀者，寒气客于皮肤之间，𪔀𪔀然不坚，〔批〕𪔀，枯公切，音空。《甲乙经》作"壳壳"。腹大，身尽肿，皮厚，按其腹，窅而不起，〔批〕窅，乌皎切，音杳。《说文》："深目也。"腹色不变，此其候也。〔批〕此无形之气客于皮肤而为虚胀也。

鼓胀何如？岐伯曰：腹胀身皆大，大与肤胀等也，色苍黄，腹筋起，此其候也。〔批〕此寒气客于内也。

肠覃何如？〔批〕覃，慈苒切。与蕈通。《玉篇》："地菌也。"岐伯曰：寒气客于肠外，与卫气相搏①，气不得荣，因有所系，癖而内著，恶气乃起，瘜肉乃生。其始生也，大如鸡卵，稍以益大，至其成如怀子之状，久者离岁，按之则坚，推之则移，

---

① 搏：原作"搏"，据《灵枢·水胀》改。

月事以时下，此其候也。

石瘕何如？岐伯曰：石瘕生于胞中，寒气客于子门，子门闭塞，气不得通，恶血当泻不泻，衃以留止，日以益大，状如怀子，月事不以时下。皆生于女子，可导而下。

玉　版

黄帝曰：诸病皆有逆顺，可得闻乎？岐伯曰：腹胀，身热，脉大，是一逆也；腹鸣而满，四肢清，泄，其脉大，是二逆也；衄而不止，脉大，是三逆也；咳且溲血脱形，其脉小劲，是四逆也；咳，脱形身热，脉小以疾，是谓五逆也，如是者，不过十五日而死矣。其腹大胀，四末清，脱形，泄甚，是一逆也；腹胀便血，其脉大，时绝，是二逆也；咳，溲血，形肉脱，脉搏，是三逆也；呕血，胸满引背，脉小而疾，是四逆也；咳呕腹胀，且飧泄，其脉绝，是五逆也。如是者，不及一时而死矣。

五　禁

黄帝曰：何谓五禁？愿闻其不可刺之时。岐伯曰：甲乙日自乘，无刺头，无发矇于耳内。丙丁日自乘，无振埃于肩喉廉泉。〔批〕发矇、振埃，俱刺法名目。见本经《刺节真邪篇》。戊己日自乘四季，无刺腹去爪泻水。庚辛日自乘，无刺关节于股膝。壬癸日自乘，无刺足胫。是谓五禁。

黄帝曰：何谓五夺？岐伯曰：形肉已夺，是一夺也；大夺血之后，是二夺也；大汗出之后，是三夺也；大泄之后，是四夺也；新产及大血之后，是五夺也。此皆不可泻。

黄帝曰：何谓五逆？岐伯曰：热病脉静，汗已出，脉盛躁，是一逆也；病泄，脉洪大，是二逆也；著痹不移，䐃肉破，身热，脉偏绝，是三逆也；淫而夺形身热，色夭然白，及后下血衃，血衃笃重，是四逆也；寒热夺形，脉坚搏，是谓五逆也。

五音五味

黄帝曰：妇人无须者，无血气乎？岐伯曰：冲脉、任脉皆起于胞中，上循背里，为经络之海。其浮而外者，循腹右上行，会于咽喉，别而络唇口。血气盛则充肤热肉，血独盛则澹渗皮肤，生毫毛。今妇人之生，有余于气，不足于血，以其数脱血也。冲任之脉，不荣口唇，故须不生焉。

黄帝曰：士人有伤于阴，阴气绝而不起，阴不用，然其须不去，其故何也？宦者独去何也？愿闻其故。岐伯曰：宦者去其宗筋，伤其冲脉，血泻不复，皮肤内结，唇口不荣，故须不生。

黄帝曰：其有天宦者，未尝被伤，不脱于血，然其须不生，其故何也？岐伯曰：此天之所不足也，其任冲不盛，宗筋不成，有气无血，唇口不荣，故须不生。

百病始生

黄帝问于岐伯曰：夫百病之始生也，皆生于风雨寒暑，清湿喜怒。喜怒不节则伤脏，风雨则伤上，清湿则伤下。三部之气，所伤异类，愿闻其会。岐伯曰：三部之气各不同，或起于阴，或起于阳，请言其方。喜怒不节则伤脏，脏伤则病起于阴也；清湿袭虚，则病起于下；风雨袭虚，则病起于上，是谓三部。至于其淫泆，不可胜数。

黄帝曰：余固不能数，故问先师，愿卒闻其道。岐伯曰：风雨寒热，不得虚，邪不能独伤人。卒然逢疾风暴雨而不病者，盖无虚，故邪不能独伤人。此必因虚邪之风，与其身形，两虚相得，乃客其形，两实相逢，众人肉坚。其中于虚邪也，因于天时，与其身形，参以虚实，大病乃成，气有定舍，因处为名，上下中外，分为三员。是故虚邪之中人也，始于皮肤，皮肤缓则腠理开，开则邪从毛发入，入则抵深，深则毛发立，毛发立则淅然，故皮肤痛。留而不去，则传舍于络脉，在络之时，痛于肌肉，其痛之时息，大经乃代。留而不去，传舍于经，在经之时，洒淅喜惊。留而不去，传舍于输，在输之时，六经不通，四肢则肢节痛，腰脊乃强。留而不去，传舍于伏冲之脉，在伏冲之时，体重身痛。留而不去，传舍于肠胃，在肠胃之时，贲响腹胀，多寒则肠鸣飧泄，食不化，多热则溏出麋。〔批〕麋者，谷之不化者也。留而不去，传舍于肠胃之外、募原之间，留著于脉，稽留而不去，息而成积。〔批〕此言邪气之淫泆始于虚以感之，而以次传舍，则为积也。

黄帝曰：积之始生，至其已成奈何？岐伯曰：积之始生，得寒乃生，厥乃成积也。

黄帝曰：其成积奈何？岐伯曰：厥气生足悗，悗生胫寒，胫寒则血脉凝涩，血脉凝涩则寒气上入于肠胃，入于肠胃则䐜胀，䐜胀则肠外之汁沫迫聚不得散，日以成积。卒然多食饮，则脉满，起居不节，用力过度，则络脉伤，阳络伤则血外溢，血外溢则衄血，阴络伤则血内溢，血内溢则后血，肠胃之络伤，则血溢于肠外，肠外有寒，汁沫与血相搏，则并合凝聚不得散而积成矣。卒然外中于寒，若内伤于忧怒，则气上逆，气上逆则六输不通，温气不行，凝血蕴裹而不散，津液涩渗，著而不去，而积皆成矣。〔批〕此原积之始生必由于寒，而其所成则由于气之逆也。

上膈

黄帝曰：气为上膈者，食饮入而还出，余已知之矣；虫为下膈，下膈者，食晬时乃出，〔批〕晬，子对切，音粹。晬时者，周时也。余未得其意，愿卒闻之。岐伯曰：喜怒不适，食饮不节，寒温不时，则寒汁流于肠中，流于肠中则虫寒，虫寒则积聚，守于下管，则肠胃充郭，卫气不营，邪气居之。人食则虫上食，虫上食则下管虚，下管虚则邪气胜之，积聚以①留，留则痈成，痈成则下管约。其痈在管内者，即而痛深；其痈在外者，则痈外而痛浮，痈上皮热。

忧恚无言

黄帝问于少师曰：人之卒然忧恚而言无音者，何道之塞，何气出行，使音不彰？愿闻其方。少师答曰：咽喉者，水谷之道也。喉咙者，气之所以上下者也。会厌者，音声之户也。口唇者，音声之扇也。舌者，音声之机也。悬雍垂者，音声之关也。颃颡者，分气之所泄也。横骨者，神气所使，主发舌者也。故人之鼻洞涕出不收者，颃颡不开，分气失也。是故厌小而疾薄，则发气疾，其开阖利，其出气易；其厌大而厚，则开阖难，其气出迟，故重言也。人卒然无音者，寒气客于厌，则厌不能发，发不能下，至其开阖不致，故无音。

---

① 以：原作"已"，据《灵枢·上膈》改。

邪 客

黄帝问于伯高曰：夫邪气之客人也，或令人目不瞑不卧出者，何气使然？伯高曰：五谷入于胃也，其糟粕、津液、宗气分为三隧，故宗气积于胸中，出于喉咙，以贯心肺，而行呼吸焉。营气者，泌其津液，注之于脉，化以为血，以荣四末，内注五脏六腑，以应刻数焉。〔批〕此篇假邪客以明正气之流行也。卫气者，出其悍气之慓疾，而先行于四末、分肉、皮肤之间，而不休者也，昼日行于阳，夜行于阴，常从足少阴之分间，行于五脏六腑。今厥气客于五脏六腑，则卫气独卫其外，行于阳，不得入于阴。阴虚，故目不瞑。

黄帝曰：治之奈何？伯高曰：补其不足，泻其有余，调其虚实，以通其道，而去其邪。饮以半夏汤一剂，阴阳已通，其卧立至。黄帝曰：此所谓决渎壅塞，经络大通，阴阳和得者也。愿闻其方。伯高曰：其汤方以流水千里以外者八升，扬之万遍，取其清五升煮之，炊以苇薪，火沸，置秫米一升，〔批〕秫，食律切，音术。《说文》："稷之黏者也。"即今糯稻。治半夏五合，徐炊，令竭为一升半，去其滓，饮汁一小杯，日三，稍益，以知为度。故其病新发者，覆杯则卧，汗出则已矣；久者，三饮而已也。

黄帝问于伯高曰：愿闻人之肢节，以应天地奈何？伯高答曰：天圆地方，人头圆足方以应之。天有日月，人有两目；地有九州，人有九窍；天有风雨，人有喜怒；天有雷电，人有音声；天有四时，人有四肢；天有五音，人有五脏；天有六律，人有六腑；天有冬夏，人有寒热；天有十日，人有手十指；辰有十二，人有足十指，茎垂以应之，女子不足二节，以抱人形；

天有阴阳，人有夫妻；岁有三百六十五日，人有三百六十五节；地有高山，人有肩膝；地有深谷，人有腋腘；地有十二经水，人有十二经脉；地有泉脉，人有卫气；地有草蓂，人有毫毛；天有昼夜，人有卧起；天有列星，人有牙齿；地有小山，人有小节；地有山石，人有高骨；地有林木，人有募筋；地有聚邑，人有䐃肉；岁有十二月，人有十二节；地有四时不生草，人有无子。此人与天地相应者也。〔批〕此言人之形身、四体、脏腑、阴阳，应天地之日月、星辰、山川、草木，人与天地参也。

黄帝曰：手少阴之脉独无腧，何也？岐伯曰：少阴，心脉也。心者，五脏六腑之大主也，精神之所舍也，其脏坚固，邪弗能容也，容之则伤心，心伤则神去，神去则死矣。故诸邪之在于心者，皆在于心之包络。包络者，心主之脉也，故独无腧焉。

黄帝曰：少阴独无腧者，不病乎？岐伯曰：其外经病而脏不病，故独取其经于掌后锐骨之端。其余脉出入屈折，其行之徐疾，皆如手少阴心主之脉行也。

黄帝问于岐伯曰：人有八虚，各何以候？岐伯答曰：以候五脏。黄帝曰：候之奈何？岐伯曰：肺心有邪，其气留于两肘；肝有邪，其气流于两腋；脾有邪，其气留于两髀；肾有邪，其气留于两腘。凡此八虚者，皆机关之室，真气之所过，血络之所游，邪气恶血，固不得住留，住留则伤筋络骨节机关，不得屈伸，故痀①挛也。〔批〕此言五脏之血气从机关之虚出于肤表与营卫宗气之相合也。

---

① 痀：音义同"拘"，原作"病"，据《灵枢·邪客》改。

岁露论

黄帝问于少师曰：有寒温和适，腠理不开，然有卒病者，其故何也？少师答曰：帝弗知邪入乎？虽平居，其腠理开闭缓急，其故常有时也。黄帝曰：可得闻乎？少师曰：人与天地相参也，与日月相应也。故月满则海水西盛，人血气积，肌肉充，皮肤致，毛发坚，腠理郄，〔批〕郄，去约切。与却通。《素问·四时刺逆从论》："血气内却。"王注："却，闭也。"烟垢著，当是之时，虽遇贼风，其入浅不深。至其月郭空，则海水东盛，人气血虚，其卫气去，形独居，肌肉减，皮肤纵，腠理开，毛发残，膲理薄，烟垢落，当是之时，遇贼风则其入深，其病人也卒暴。

黄帝曰：其有卒然暴死暴病者，何也？少师答曰：得三虚者，其死暴疾也；得三实者，邪不能伤人也。黄帝曰：愿闻三虚。少师曰：乘年之衰，逢月之空，失时之和，因为贼风所伤，是谓三虚。帝曰：愿闻三实。少师曰：逢年之盛，遇月之满，得时之和，虽有贼风邪气，不能危之也，命曰三实。

大惑论

黄帝问于岐伯曰：余尝上于清冷之台，中阶而顾，匍匐而前，则惑。余私异之，窃内怪之，独瞑独视，安心定气，久而不解。独转独眩，披发长跪，俛而视之，后久之不已也。卒然自止，何气使然？岐伯对曰：五脏六腑之精气，皆上注于目而为之精。精之窠为眼，骨之精为瞳子，筋之精为黑眼，血之精为络，其窠气之精为白眼，肌肉之精为约束，裹撷筋骨血气之精而与脉并为系，上属于脑，后出于项中。

故邪中于项，因逢其身之虚，其入深，则随眼系以入于脑，入于脑则脑转，脑转则引目系急，目系急则目眩以转矣。邪其精，其精所中不相比也，则精散，精散则视歧，视歧见两物。目者，五脏六腑之精也，营卫魂魄之所常营也，神气之所生也。故神劳则魂魄散，志意乱，是故瞳子黑眼法于阴，白眼赤脉法于阳也。故阴阳合传而精明也。目者，心之使也，心者，神之舍也，故神分精乱而不转，卒然见非常之处，精神魂魄，散不相得，故曰惑也。〔批〕此因帝问而明惑之所由然也。

黄帝曰：人之善忘者，何气使然？岐伯曰：上气不足，下气有余，肠胃实而心肺虚。虚则营卫留于下，久之不以时上，故善忘也。

黄帝曰：人之善饥而不嗜食者，何气使然？岐伯曰：精气并于脾，热气留于胃，胃热则消谷，谷消故善饥。胃气逆上，则胃脘寒，故不嗜食也。

黄帝曰：病而不得卧者，何气使然？岐伯曰：卫气不得入于阴，常留于阳，留于阳则阳气满，阳气满则阳跷盛，不得入于阴则阴气虚，故目不得瞑矣。

黄帝曰：病目而不得视者，何气使然？岐伯曰：卫气留①于阴，不得行于阳，留于阴则阴气盛，阴气盛则阴跷满，不得入于阳则阳气虚，故目闭也。

黄帝曰：人之多卧者，何气使然？岐伯曰：此人肠胃大而皮肤湿热，而分肉不解焉。夫卫气者，昼日常行于阳，夜行于阴，故阳气尽则卧，阴气尽则寤。故肠胃大，则卫气行留久；

---

① 留：原作"富"，据《灵枢·大惑论》改。

皮肤湿，分肉不解，则行迟。留于阴也久，其气不精，则欲瞑，故多卧矣。

其肠胃小，皮肤滑以缓，分肉解利，卫气之留于阳也久，故少瞑焉。

总 书 目

医 经

基础理论

伤寒金匮

I

诊　　法

针灸推拿

本　草